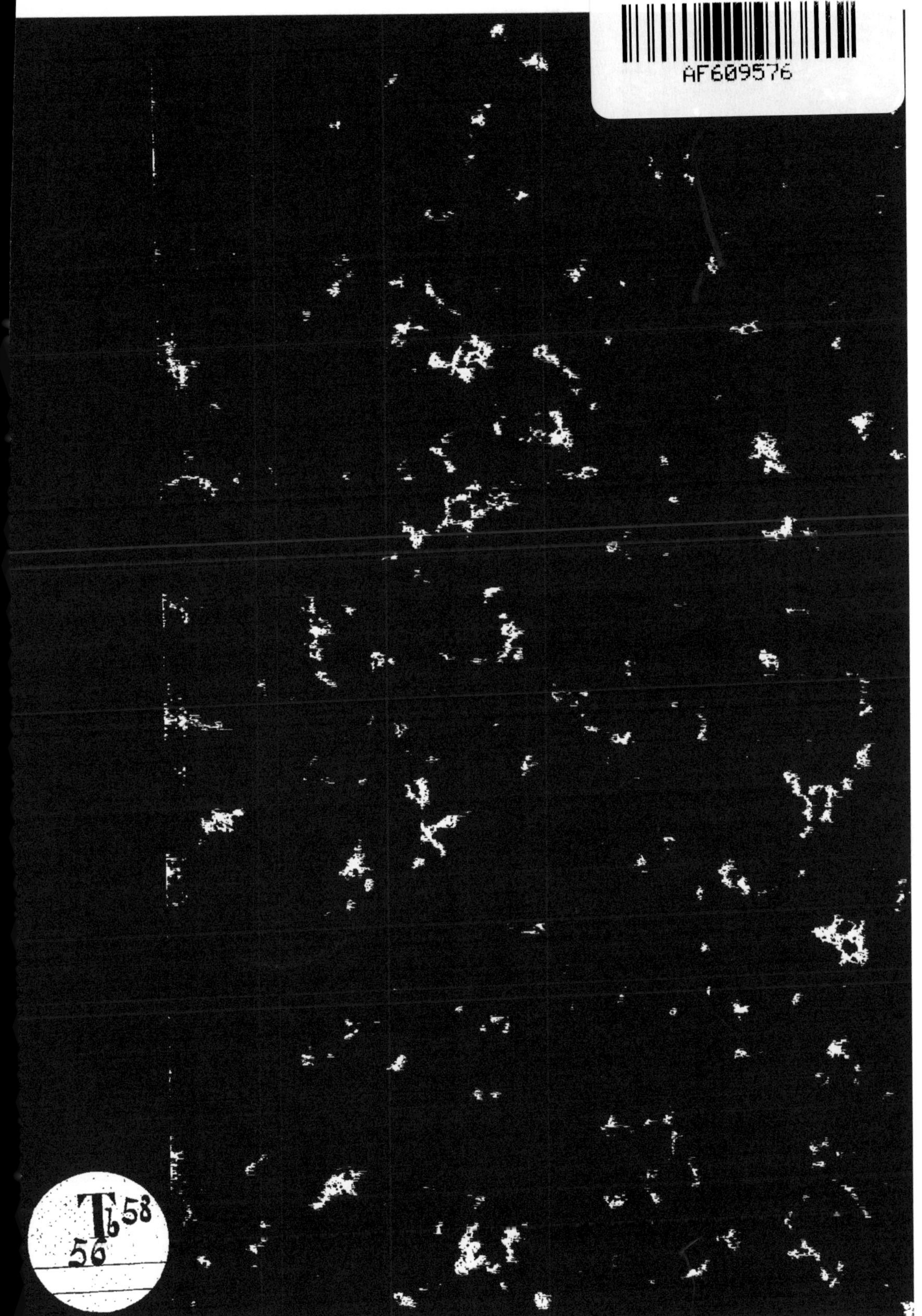

DE LA VISION

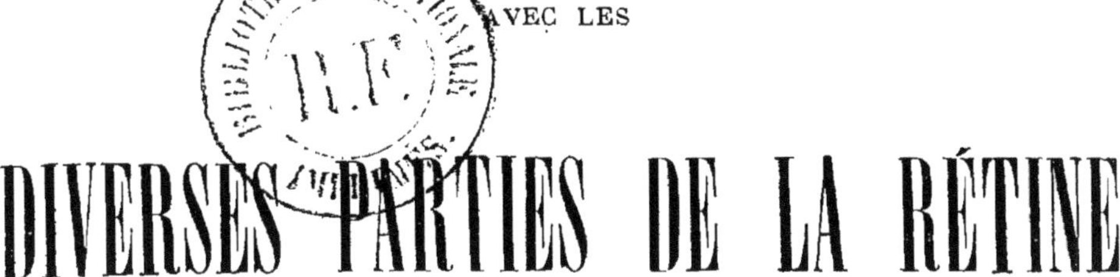

AVEC LES

DIVERSES PARTIES DE LA RÉTINE

PAR

LE Dr AUGUSTIN CHARPENTIER.

PARIS

G. MASSON, ÉDITEUR

LIBRAIRE DE L'ACADÉMIE DE MÉDECINE

Boulevard Saint-Germain, en face de l'École de Médecine

M DCCC LXXVII

DE LA VISION

AVEC LES

DIVERSES PARTIES DE LA RÉTINE

I

Si l'étude des fonctions de la rétine a vivement préoccupé depuis quelque temps l'attention des ophthalmologistes, il faut convenir que les résultats qu'elle a fournis jusqu'à présent ne sont pas comparables, comme certitude et comme précision, aux données qui nous sont acquises relativement à la partie dioptrique de l'appareil visuel.

Nous connaissons, en effet, presque toutes les conditions physiques et physiologiques de la production des images lumineuses sur la membrane rétinienne, mais nous ne sommes pas à beaucoup près aussi avancés en ce qui touche le mécanisme par lequel celle-ci se trouve impressionnée par les images qu'elle reçoit. Nous ne possédons pas même actuellement à ce sujet une localisation fonctionnelle bien certaine, et cela se conçoit facilement, si l'on songe que, malgré l'analyse anatomique minutieuse qui a été faite de la rétine par des observateurs comme H. Müller, Kœlliker, Max Schultze, Landolt, suivis de tant d'autres, on n'a même pas encore pu poursuivre jusqu'au bout les filets terminaux du nerf optique. Tout ce qu'on sait, c'est qu'ils sont en connexion, directe ou indirecte, avec les petits éléments rétiniens spéciaux, cônes et bâtonnets, qu'on a dotés de la sensibilité lumineuse. C'est assurémeut une base insuffisante pour édifier une théorie de la vision.

On admet, il est vrai, avec assez de certitude, d'après la remarquable induction de H. Müller [1], que la lumière impressionne les couches postérieures de la rétine, et la plus postérieure de ces couches est précisément celle des cônes et des bâtonnets munis de leurs gaînes pigmentaires.

On sait de plus, d'après les recherches récentes de M. Boll [2], que l'action de la lumière modifie l'état chimique de cette couche, dont elle détruit la couleur rouge normale. Cela suffit pour légitimer cette conclusion, que les cônes et les bâtonnets (qui ne sont sans doute que des formes très-voisines d'un même élément) subissent par l'action de la lumière certains changements qui sont vraisemblablement le point de départ de la sensation lumineuse. Mais on a voulu aller plus loin : on a attribué, par exemple, à ces petits éléments (nommés *photestésiques* par M. Milne-Edwards [3]) le pouvoir de distinguer les formes, et Volkmann a pu comparer la grandeur de la plus petite image rétinienne distincte d'une autre, au diamètre qu'ont ces éléments dans la tache jaune [4]. Or, on n'a qu'à comparer l'acuité de la vision centrale avec

[1] H. Müller, *Verhandlung der med. phys. Ges. zu Wurzburg*, IV et V (d'après Helmholtz, *Optique physiologique*, éd. franç., p. 224).

[2] F. Boll, Zur Anatomie und Physiologie der Retina (*Monatsbericht der der Akad. der Wissensch.*, Berlin, 1876, p. 783).

F. Boll, Zur Physiologie des Sehens und Farbenempfindung (*Monatsb. d. Ak. d. Wis.*, Berlin, 1877, p. 1).

V. aussi : Kühne, *Revue scientifique*, 2e série, 3e année (1877), n° 36.

[3] Milne-Edwards. *Leçons sur l'anatomie et la physiologie comparées*, t. XII, p. 313 et suiv.

[4] Volkmann, art. SEHEN, *in Wagner's Handwörterbuch*, 1846.

Helmholtz, *loc. cit.*, p. 292.

celle de la vision indirecte pour se persuader que ce n'est là qu'une hypothèse sans fondement solide, la grandeur des plus petites images perceptibles par la périphérie de la rétine surpassant de beaucoup le diamètre des éléments photestésiques des parties correspondantes.

La comparaison de la vision directe et de la vision indirecte est donc déjà instructive à ce point de vue; mais sans doute le serait-elle encore bien davantage si on étudiait d'une manière précise l'état fonctionnel des différentes parties de la rétine pour chacun des modes de la vision. Cette étude nous a paru intéressante à faire au point de vue de la physiologie; nous avons espéré y trouver le point de départ de vues plus exactes ou plus complètes sur l'explication d'une partie au moins des phénomènes visuels, sur leurs relations avec la composition élémentaire de la rétine d'une part, et de l'autre avec le fonctionnement des centres nerveux en rapport avec l'œil.

Nous nous sommes occupé ailleurs, avec notre excellent ami le Dr Couty, de certaines relations de l'appareil visuel (et en général de tous les sens spéciaux) avec les phénomènes de la vie organique, et nous avons pu montrer que le cerveau a sur ces relations une influence prépondérante [1]. Peut-être arriverons-nous, dans cette nouvelle étude, à préciser mieux qu'on ne l'a fait la part relative de la rétine et du cerveau dans les phénomènes essentiels de la vision. Nous avons été encouragé et guidé dans ce travail par notre cher et excellent maître, M. le Dr Landolt, dont nous avons mis largement à profit la science profonde et la complaisance constante.

II

A un autre point de vue encore, cette étude nous a paru présenter quelque utilité. Dans la clinique, on explore avec assez de soin les fonctions de la rétine tant qu'il s'agit de la

[1] Couty et A. Charpentier, Recherches sur les effets cardio-vasculaires des excitations des sens, *Arch. de physiol.*, 1877, p. 525; *Acad. des sciences*, 16 juillet 1877.

vision directe, et, pour citer un exemple, il paraîtrait complétement illogique de se prononcer sur l'état d'un œil malade sans avoir tout d'abord déterminé son acuité visuelle. Dans des cas plus rares, on joint à cet examen celui de la perception des couleurs. Mais l'état de la vision périphérique semble beaucoup moins préoccuper les médecins, et on juge le plus souvent l'ophthalmoscope suffisant à le révéler. Or, il est telle altération fonctionnelle très-importante dont cet instrument ne montre pas la moindre trace : témoin l'hémiopie, symptôme qui, au contraire, se découvre très-nettement dès qu'on explore le champ visuel.

Nous croyons, pour notre part, que l'étude de la vision dans toute l'étendue de la rétine, outre sa haute importance au point de vue purement physiologique, peut rendre les plus grands services à la clinique, et que, plus elle sera faite minutieusement et méthodiquement, plus elle fera découvrir ou pourra expliquer de phénomènes pathologiques. Nous en avons vu encore dernièrement un exemple remarquable à la clinique du Dr Landolt, dans le fait d'un jeune homme qui, indépendamment d'une affection cérébrale, présentait un trouble de la vue dont ne pouvaient rendre compte ni l'examen ophthalmoscopique ni l'exploration du champ visuel général : on rechercha alors les limites du champ visuel des couleurs, et l'on put constater l'existence d'une hémiopie parfaitement caractérisée, mais portant seulement sur ce mode particulier de la fonction visuelle.

Or si, non content de mesurer dans certain cas les limites du champ de la vision, on pouvait déterminer en outre l'état fonctionnel de ses différentes parties et le comparer à ce qu'il est physiologiquement, il y a tout lieu de croire que la clinique en retirerait quelque avantage. Mais pour cela faut un point de départ assuré, pour cela il est nécessaire de connaître comment la sensibilité de la rétine varie à l'état normal selon les divers points de son étendue.

Tel est le motif qui, joint à l'intérêt puissant que présente la question au point de vue physiologique, nous a décidé à entreprendre cette étude.

III

La rétine, expansion terminale du nerf optique, constitue, comme on sait, une membrane nerveuse de structure éminemment complexe, qui tapisse environ la moitié postérieure du globe oculaire, et sur laquelle viennent se peindre, par l'intermédiaire des milieux dioptriques de l'œil, les images des objets extérieurs.

Elle naît, en arrière, de la papille optique et s'avance en s'épanouissant jusqu'à la base des procès ciliaires où elle forme l'*ora serrata :* c'est là qu'elle s'arrête fonctionnellement, quoique les restes de sa gangue connective puissent se suivre beaucoup plus loin, jusque sur les procès ciliaires, et que sa couche pigmentaire se prolonge même sur la face postérieure de l'iris. A l'ora serrata disparaît toute trace d'éléments nerveux, et avec eux toute sensibilité dans la rétine.

Nous devons noter que la rétine est plus étendue en dedans qu'en dehors *par rapport à la macula*, ce qui tient, selon toute vraisemblance, au lieu d'implantation du nerf optique, qui se fait en dedans de l'axe de l'œil et entraîne par suite plus en avant la moitié interne de la rétine.

A quelle étendue la rétine correspond-elle dans l'espace ? Est-ce que le champ d'objets qu'elle perçoit est lui-même hémisphérique ?

On s'en assurera en plaçant l'œil au centre d'une sphère graduée, où il gardera une position fixe, puis en faisant avancer sur cette sphère des objets lumineux et notant les limites où ils cessent d'être aperçus par l'œil. Tel est le problème qu'a résolu le *périmètre*, instrument inventé par Aubert et Fœrster, et perfectionné par Landolt et autres. Nous renvoyons aux mémoires originaux de ces auteurs et aux leçons du Dr Landolt pour la description et les divers usages de l'appareil en question [1].

[1] Aubert, *Physiologie der Netzhaut*, II, 1855.

Landolt, Il perimetro e la sua applicazione (*Annali d'ottalmogia*, 1873, p. 1).

Landolt, *Leçons sur le diagnostic des maladies des yeux*, recueillies par Augustin Charpentier, 1875 77 (*Progr. méd.*).

Si l'on prend comme sommet de la sphère, comme point zéro, le point qui correspond à la papille du nerf optique (en fixant à 15° en dedans), on reconnaît que le champ visuel s'étend normalement [1]

en haut...........	à	55°
en bas............	à	65°
en dehors.........	à	85°
en dedans.........	à	50°
en haut et en dehors	à	65°
en bas et en dedans	à	45°
en haut et en dedans	à	50°
en bas et en dehors	à	85°

et que, passé ces limites, aucun objet, si lumineux qu'il soit, n'est plus perçu par la rétine.

L'étendue de l'espace ainsi embrassé se nomme le *champ visuel.*

Ce champ visuel, comme on le voit, n'est pas tout à fait symétrique : il est borné en haut et en bas par la présence des paupières, en dedans par la saillie nasale ; mais on peut se mettre à l'abri de ces divers obstacles en changeant la position de la tête sans écarter l'œil de sa position centrale par rapport à l'arc du périmètre : alors le champ visuel s'étend (pour l'œil droit du Dr Landolt)

en haut...........	à	73°
en bas............	à	78°
en dehors.........	à	85°
en dedans.........	à	75°
en haut et en dehors	à	78°
en bas et en dedans	à	72°
en haut et en dedans	à	75°
en bas et en dehors	à	84°

Malgré ces précautions, le champ visuel reste toujours un peu borné en dedans. Est-ce dû à l'absence de la rétine dans la partie correspondante? Donders a fait, tout récemment, pour résoudre cette question, une série de recherches con-

[1] Landolt, *Ann. d'ott.*, 1872, p. 1.

sistant à comparer l'étendue du champ visuel avec l'étendue de la rétine; voici quels sont les résultats les plus importants de son travail[1] :

Uschakoff a déjà démontré que la rétine est, par rapport à la macula, de 2 millimètres en moyenne plus étendue en dedans qu'en dehors. On sait, d'autre part, qu'en pressant sur l'œil on produit des phosphènes, quand la pression s'exerce sur un point sensible de la rétine ; or, quand on cherche à produire des phosphènes de plus en plus périphériques, on trouve que le dernier phosphène qu'on puisse produire sur le méridien externe de l'œil a lieu à 4 millimètres plus en arrière que le dernier phosphène du côté interne. C'est donc une étendue de 2 millimètres à peu près qui n'est pas sensible dans la partie périphérique du côté externe de la rétine ; cette étendue correspond à 15° ou 20° environ.

Sur deux femmes atteintes d'exophthalmie et dont les yeux étaient peu pigmentés, Donders a cherché en outre à produire des sensations lumineuses en projetant l'image d'une flamme en différents points du globe oculaire ; or, l'image était perçue en dedans à 8 millimètres du bord de la cornée (90°), tandis qu'à la partie externe il fallait s'éloigner jusqu'à $12^{mm}1$, (70°) pour que l'image fût perçue, ce qui correspondait du reste, d'un côté comme de l'autre, aux limites du champ visuel.

La sensibilité de la rétine commence donc en dehors à 4 millimètres plus en arrière qu'en dedans, ce qui laisse 2 millimètres environ de rétine insensible du côté externe.

Cette insensibilité est due, d'après l'explication proposée par Landolt, au défaut d'exercice de la portion rétinienne correspondante. En effet, d'abord la présence des os du nez arrête constamment les rayons les plus internes qui devraient frapper chaque rétine. De plus, nous regardons à gauche surtout avec la partie interne de la rétine gauche, à droite surtout avec la partie interne de la rétine droite, et nous nous servons très-peu pour cela de la partie externe de ces rétines. Il en est de même des parties supérieure et inférieure.

Quoi qu'il en soit, nous pouvons dire que le champ visuel

[1] Donders, Die Grenzen der Gesichtfelder in Beziehung zu denen der Netzhaut, von Græfe's *Arch. für Ophthalmologie*, 1877, II, p. 23.

est presque hémisphérique, ce qui correspond, à très-peu de chose près, à l'étendue de la partie nerveuse de la rétine.

IV

Les considérations précédentes nous ont montré la rétine sensible dans sa presque totalité aux excitations lumineuses. Nous devons maintenant nous demander si cette sensibilité est la même dans ses différentes parties.

Il suffit de poser la question pour la résoudre, car l'expérience vulgaire nous répond que, pour bien voir un objet, il faut le *regarder*, c'est-à-dire, en langage physiologique, le voir avec la *fovea*. Tous les objets environnants nous paraissent plus ou moins distincts, mais toujours à un moindre degré que le point fixé. Cette différence est si marquée, qu'elle suffit pleinement pour légitimer la distinction que l'on a faite entre les fonctions de la macula et celles du reste de la rétine, entre la vision centrale ou directe, et la vision excentrique ou indirecte.

Cette différence de sensibilité tient-elle à des raisons purement physiques ou correspond-elle à des faits d'un ordre plus élevé ?

En d'autres termes, on pourrait supposer d'abord, comme l'a fait autrefois Volkmann [1], que si les parties excentriques de la rétine voient moins bien que la macula, cela tient à ce que la macula seule est exactement au foyer du système dioptrique de l'œil, tandis que le reste de la rétine ne recevrait que des images diffuses.

Cette supposition est détruite à la fois par le calcul et par l'expérience. En effet, les calculs de Helmholtz et ceux plus précis de Hermann ont prouvé que, par suite de la construction spéciale du cristallin, les rayons les plus obliques formaient encore foyer sur la rétine [2]; et déjà Weber, en

1 Volkmann, *Neue Beiträge zur Physiol. des Gesichtssinnes*, Leipzig, 1836.

2 Helmholtz, *loc. cit.*, p. 95 et suiv.

L. Hermann, *Uber schiefen Durchgand von Strahlenbündeln durch Linsen*, etc., Zurich, 1874.

observant l'œil de lapins albinos, avait vu les images de la périphérie tout aussi nettes que celles du centre [1]. Landolt et Nuel, dans des expériences plus précises, ont pu mesurer à l'ophthalmomètre des images se formant sur l'œil de lapins vivants ou récemment morts, à 5 millimètres en dehors du bord de la cornée, c'est-à-dire provenant d'objets situés à 70° de l'axe optique, et ces images offraient presque la même netteté qu'au centre. Au delà de 70°, les images se formaient toujours nettement, mais leur intensité devenait insuffisante pour l'observation ophthalmométrique [2].

Mais si les images qui se forment sur la périphérie rétinienne sont suffisamment nettes, ne peuvent-elles pas perdre assez de leur éclairage pour ne produire que des impressions peu intenses ?

Si nous nous reportons au travail cité de Landolt et Nuel, nous y voyons que ces auteurs ont pu encore examiner à travers l'ophthalmomètre des images lumineuses formées à 70° de l'axe visuel ; or, l'ophthalmomètre a pour effet de diminuer de moitié l'intensité lumineuse des objets qu'il sert à mesurer, et de plus, dans ce cas, les images étaient observées à travers la sclérotique ; si les images ont pu être encore mesurées malgré cette double cause d'affaiblissement, cela suppose qu'elles étaient non-seulement nettes, mais encore suffisamment éclairées.

Du reste, s'il est vrai que, sur l'écran plan d'une chambre obscure, l'éclairage diminue très-sensiblement depuis le centre jusqu'aux bords, nous devons remarquer que la rétine n'est pas dans les mêmes conditions : c'est en effet un écran sphérique, dont le centre de symétrie est le point le plus éloigné du diaphragme qui lui distribue la lumière ; de telle sorte que si, de la macula à la périphérie, les divers points de la rétine reçoivent la lumière sous une incidence de plus en plus oblique, ils sont au contraire de plus en plus rapprochés de l'iris (qu'on peut considérer comme l'objet lumineux), et ce dernier avantage par rapport au centre compense

[1] Weber, *Leipziger Berichte*, 1832.

[2] Landolt et Nuel, Études de dioptrique, *Annales d'oculistique*, janvier-février 1874.

en partie l'affaiblissement lumineux produit par l'incidence oblique des rayons.

Lorsque la pupille sera dilatée au maximum, il est même évident que toutes les parties de la rétine recevront la lumière à peu près sous le même angle. En effet, nous pouvons considérer la rétine comme une sphère; l'iris étant dilaté jusqu'à ce que son ouverture touche presque la surface de cette sphère, tout cône lumineux ayant son sommet sur un point quelconque de la rétine aura un angle constant, puisqu'il sera inscrit dans une sphère sous un arc d'ouverture toujours le même.

Si au contraire la pupille est étroite, elle ne soutend plus, sur la surface sphérique dont la rétine fait partie, un arc constant, et par suite, les cônes lumineux limités par l'ouverture pupillaire ne tomberont plus sur la rétine sous un angle constant; cet angle sera de plus en plus petit à mesure qu'il s'avancera vers la périphérie. Cependant, même dans ce cas, il est facile de s'assurer par le calcul que cet angle ne sera pas très-différent au centre et à la périphérie.

En somme, la diminution d'éclairage des images périphériques est, comme leur prétendu manque de netteté, une cause insuffisante pour rendre compte de la différence de sensibilité qui s'observe au centre et à la périphérie de la rétine, et qu'il faut attribuer par conséquent à la rétine elle-même. A cette différence fonctionnelle correspond du reste une certaine différence de structure : dans quelle mesure ? c'est ce que nous allons essayer de préciser en quelques mots.

V

On sait que la rétine en général se compose, indépendamment de sa substance de soutien, de 10 couches très-régulièrement stratifiées [1] et qui sont, de dedans en dehors :

1 Ces couches se voient parfaitement par la simple coloration de la rétine, soit avec le carmin, soit avec d'autres matières usuelles. Dans les nombreuses recherches que j'ai faites à ce sujet dans le laboratoire de mon éminent maître

1° La membrane limitante interne.

2° La couche des fibres nerveuses, continuation directe des fibres du nerf optique qui se coudent à angle droit et s'étalent au niveau de la papille.

3° La couche des cellules nerveuses, ou couche ganglionnaire, formée par de grosses cellules multipolaires dont chacune reçoit une des fibres de la couche précédente et émet vers les couches externes plusieurs prolongements plus fins, non encore suivis jusqu'au bout.

4° Une première couche de matière finement granuleuse, striée transversalement, et qui n'est pas bien définie jusqu'à présent.

5° La couche interne des granulations, formée principalement par des cellules bipolaires à gros noyaux, cellules beaucoup plus petites que les cellules ganglionnaires de la couche précédente.

6° Une seconde couche peu épaisse de matière finement granuleuse.

7° La couche externe des granulations, formée surtout, comme l'avant-dernière, de cellules bipolaires, allongées dans le sens de l'épaisseur de la rétine; ces cellules, à noyaux striés transversalement, sont en connexion par leurs prolongements externes avec les cônes et les bâtonnets.

8° La membrane limitante externe, très-mince, traversée par les prolongements de la couche précédente.

9° La couche des cônes et des bâtonnets, formations cylindriques ou un peu coniques très-régulières, dont l'extrémité externe est transparente et montre une fine striation transversale. Il y a sur une coupe 1 cône pour 3 ou 4 bâtonnets. Ces petits éléments sont entourés d'une gaîne pigmentaire formée par des prolongements filiformes des cellules de la couche suivante.

10° Cette dernière couche pigmentaire est formée de cellules régulièrement hexagonales, chargées d'un pigment

M. le professeur Vulpian, la méthode qui m'a donné les plus beaux résultats consistait à colorer d'abord légèrement les coupes par de l'hématoxyline très-diluée, et a achever la coloration au moyen de l'éosine. Les préparations ainsi obtenues sont d'une netteté frappante.

très-foncé. On la décrivait autrefois à tort comme appartenant à la choroïde.

Telle est, rappelée en deux mots, la structure générale de la rétine [1]. Cette structure est la même dans toute l'étendue de cette membrane, jusqu'à l'ora serrata, où les éléments nerveux deviennent de plus en plus rares, puis disparaissent, ainsi que les cônes et les bâtonnets.

Un seul point de la rétine offre une composition différente, c'est la macula lutea, petite tache (jaune après la mort) de 2 millimètres de diamètre qui correspond, à 3 ou 4 degrés près, à l'axe antéro-postérieur de l'œil. Le centre de la macula, appelé *fovea centralis*, est, dans la vision, exactement en regard du point de fixation. Or, la macula ne contient plus que des cônes, mais ces cônes sont eux-mêmes légèrement modifiés dans le sens des bâtonnets : ils sont plus longs, surtout par leur article externe devenu plus rapproché de la forme cylindrique, et en même temps ils diminuent d'épaisseur de manière à n'être pas plus larges que des bâtonnets. Les fibres des cônes s'allongent et se dirigent obliquement en dehors, les cellules nerveuses de la couche ganglionnaire deviennent bipolaires et sont tellement multipliées qu'elles se stratifient sur plusieurs couches, tandis que les fibres nerveuses, très-obliques, ne forment plus qu'une couche extrêmement mince. La fovea, petit enfoncement central de la tache jaune, ne renferme ni cellules ni fibres nerveuses.

En somme, sauf ces particularités de la macula, la rétine est partout la même dans toutes ses couches, hormis une seule, la couche ganglionnaire. Il nous semble qu'on n'a pas assez insisté sur ce fait, que les cellules nerveuses diminuent subitement de nombre en dehors de la macula jusqu'à la périphérie. Un calcul très-intéressant, et que nous nous proposons de faire à la première occasion, serait de compter sur une coupe de rétine humaine non altérée combien, pour une

[1] Consulter pour plus amples détails :
Max Schultze, *Die Retina*, in *Stricker's Handbuch*, 1871.
Landolt, *Beiträge zur Anatomie der Retina*, in *Arch. f. micr. Anat.*, 1871, 81.
Schwalbe, *Retina*, in *Græfe und Semisch Handbuch*, t. I.
Mathias Duval. *Thèse d'agrégation*, Paris, 1872.
Nuel, art. Rétine, *in Dict. encycl. des sc. méd.*, 3e série, t. IV, p. 99.

même étendue en largeur, on compte de cellules ganglionnaires aux différents méridiens de cette membrane. A défaut de ce calcul, dont les éléments nous ont manqué jusqu'ici, nous pouvons au moins rappeler quelques chiffres donnés par H. Müller et Kœlliker pour l'épaisseur de la couche ganglionnaire en divers points. D'après Kœlliker, l'épaisseur de cette couche dans la macula est de $0^{mm},101$ à $0^{mm},117$. D'après H. Muller, à 1/2 millimètre en dedans de la papille elle serait de $0^{mm},015$; à 5 millimètres en de dans de la papille, de $0^{mm},012$; elle diminue peu à peu dans ces faibles proportions jusqu'à la périphérie, où les cellules se disséminent et cessent de former une couche continue. En somme, on voit qu'il y a dans la macula une accumulation considérable de ces cellules que nous avons vues chacune en continuité avec une fibre du nerf optique.

Quant aux autres couches de la rétine, elles sont à peu près les mêmes partout. Il est notamment une couche qui paraît partout identique à elle-même, c'est la membrane de Jacob, et sa modification spéciale dans la macula ne nous semble pas même aussi essentielle qu'on l'admet généralement : il est très-probable que les éléments photestésiques de la tache jaune ne sont que la condensation de deux variétés très-voisines d'un même élément, variétés qui se montrent différentiées dans le reste de la rétine.

Rappelons en passant que la papille optique, lieu d'épanouissement du nerf optique, est en réalité une dépression de $1^{mm},6$ de diamètre, située à $1^{mm},1/2$ environ en dedans et un peu au-dessous de la macula.

Venons maintenant à la partie physiologique de notre sujet, but principal de ce travail.

VI

Nous ne parlerons que pour mémoire de la tache aveugle ; c'est un fait bien connu de tous que les parties du champ visuel qui correspondent à l'entrée du nerf optique dans la rétine ne sont pas perçues ; on appelle cette zone la *tache de*

Mariotte, du nom du savant français qui la vit pour la première fois [1].

On la trouve normalement en dehors du point de fixation, entre 15° et 20° en moyenne, et à 2° au-dessous ; d'après les recherches de Dobrowolsky et de Landolt, elle en est plus rapprochée chez les myopes, plus éloignée chez les hypermétropes [2].

Nous l'avons vue dernièrement occuper par rapport à la ligne visuelle une position toute différente pour l'œil gauche d'un jeune homme d'une trentaine d'années qui s'était présenté à la clinique du Dr Landolt avec un strabisme convergent datant de l'enfance. L'œil droit était bien dirigé, sa tache aveugle se rencontrait à l'endroit ordinaire dans la partie externe du champ visuel (le champ visuel est pris ordinairement avec le point de fixation comme centre). Celle de l'œil gauche au contraire se trouvait à 6° *en dedans* du point de fixation. C'était cette situation anormale de la macula en dedans de la papille qui nécessitait cette convergence de l'œil pour parvenir à la vision simple.

D'autres parties de la rétine paraissent aveugles : ce sont celles qui sont couvertes par les gros troncs vasculaires.

Quant au reste de la rétine, il est sensible aux excitations lumineuses; nous devons examiner en détail cette sensibilité.

Avant tout, quels sont ses divers modes ?

La vision, envisagée dans tous ses détails, est une étude très-complexe, mais ce qui appartient à la rétine dans cette étude se ramène en somme à trois phénomènes :

1° La rétine est impressionnable par la lumière, c'est l'élément le plus simple et le plus essentiel de tout phénomène visuel.

2° Elle est susceptible de transporter au cerveau un nombre considérable d'impressions lumineuses distinctes ; et ce sont ces impressions qui, comparées par le cerveau, donnent nais-

[1] Mariotte, Nouvelle découverte touchant la vue (*Œuvres*, t. II, p. 496 et seq., éd. 1740).

[2] Dobrowolsky, Distance entre la fovea centralis et le centre de la tache aveugle, *Ann. d'ocul.*, t. LXVI, p. 217.

Landolt, La distanza tra la macula lutea e la papilla del nervo ottico, *Annali d'ottalmologia*, II, 1872.

sance aux sensations de forme. La perfection de l'appréciation des formes dépend donc tout d'abord de la limite du nombre d'impressions distinctes qu'une même étendue de la rétine peut transporter au cerveau; en d'autres termes, elle dépend de la petitesse des parties retiniennes susceptibles de fournir au cerveau des impressions distinctes.

3° Elle analyse plus ou moins parfaitement, dans chaque impression, la part des différentes sortes de vibrations lumineuses, c'est-à-dire qu'elle est sensible aux couleurs.

Tout le reste des phénomènes dont se compose la vision est imputable au fonctionnement des parties centrales de l'appareil visuel.

Ce que nous nous proposons, c'est de comparer entre elles les différentes parties de la rétine à ces trois points de vue :

1° Sensibilité à la lumière.

2° Acuité visuelle (limite de petitesse des images rétiniennes distinctes).

3° Sensibilité aux couleurs.

VII

La rétine est très-évidemment sensible à la lumière. Mais l'est-elle également dans toute son étendue? Voilà une question qui mérite de nous occuper tout d'abord, quoiqu'elle ait été encore peu étudiée.

Aubert seul a fait à ce sujet deux séries d'expériences :

Dans la première [1], il faisait passer un courant électrique à travers un fil de platine, et il examinait successivement avec le centre et avec une partie excentrique de la rétine ce fil devenu incandescent. En comparant les sensations ainsi produites, il trouvait le fil également éclairé, soit pour la vision centrale, soit pour la vision excentrique.

Dans des expériences ultérieures [2], il prenait comme objet

[1] Aubert, *Physiologie der Netzhaut*, p. 89-96.

[2] Aubert, *Optique physiologique*, in *Græfe und Sœmisch' Handbuch der gesammten Augenheilkunde*, cap. 8.

lumineux cinq carrés de papier blanc de 27 millimètres de côté, placés sur un fond noir et éclairés de face par une fenêtre. Ces cinq carrés étaient disposés en croix de manière à ce que, l'observateur étant placé à une distance de 1^m, les quatre carrés les plus extérieurs formassent pour l'œil en expérience un angle de 25° avec le carré central. Aubert fixait alternativement l'un ou l'autre, et, dans la vision indirecte, il jugeait les carrés un peu plus sombres que dans la vision centrale. Cela tenait pour lui à plusieurs causes : d'abord, les objets sont vus plus indistinctement à la périphérie, et on les juge à cause de cela plus obscurs, puis ils offrent dans la vision indirecte une nuance gris bleuâtre qui trompe sur leur intensité lumineuse ; d'autre part, comme Purkinje l'avait déjà fait observer, les parties périphériques de la rétine se fatiguent très-vite, ce qui fait que l'objet s'obscurcit par l'immobilité de l'œil. En pesant bien la valeur de toutes ces causes, Aubert concluait que le sens de la lumière paraissait être le même dans toute la rétine.

Ces expériences ne nous semblent pas suffisantes, car elles reposent toutes sur le jugement de l'expérimentateur, facteur éminemment variable, et dont on ne peut apprécier rigoureusement la valeur à un moment donné.

Nous avons voulu, en abordant la question, l'étudier avec une autre méthode, et voici celle que nous avons adoptée :

Nous nous sommes attaché à comparer dans différentes parties du champ visuel le minimum de lumière nécessaire pour produire une impression sur la rétine.

Pour cela, il fallait pouvoir augmenter ou diminuer à volonté une lumière donnée. Nous nous sommes servi dans ce but d'un appareil que nous avions déjà présenté à la Société de Biologie dans sa séance du 17 février 1877, et dont le principe est le suivant :

Si l'on se sert d'une lentille convexe pour produire sur un écran l'image d'un objet quelconque, cette image sera éclairée par tous les rayons qui, partant de l'objet, rencontreront la surface de la lentille et seront concentrés à son foyer. Donc, pour un même objet, l'éclairage de l'image obtenue sera proportionnel à la surface de la lentille. Vient-on à couvrir à l'aide d'un écran opaque une partie plus ou moins grande de la surface de la lentille, on obscurcit l'image en proportion de la surface couverte, et l'éclairage de cette image s'exprime en fonction de la surface réfringente laissée libre.

Si par exemple on a couvert la moitié de la surface de la lentille, on peut dire avec exactitude que l'éclairage de l'image n'est plus que la moitié de ce qu'il était auparavant.

On peut donc, de cette manière, non pas exprimer d'une façon absolue l'éclairage de l'image en question, mais comparer exactement cet éclairage à celui d'une autre image fournie par le même objet lumineux, mais produite par une proportion différente des rayons émis par cet objet.

Partant de ce principe, nous avons fait construire un appareil dont voici la composition essentielle [1] :

Une boîte de forme rectangulaire est fermée aux deux extrémités de son grand diamètre par deux verres dépolis; l'un sert d'objet lumineux, on l'éclaire uniformément par une lumière quelconque, de préférence par la lumière du jour; l'autre sert d'écran pour recevoir l'image à laquelle on donne telles dimensions qu'on veut. Au milieu est une lentille, dont nos deux verres sont les foyers conjugués.

Sur la surface de la lentille peut empiéter plus ou moins un écran opaque. La forme que nous avons définitivement donnée à cet écran est la suivante : Deux lames peuvent se mouvoir l'une sur l'autre en sens contraire avec la même vitesse ; elles portent chacune sur leur bord interne une échancrure triangulaire coupée de telle sorte que la réunion des deux échancrures fasse un carré; ce carré varie de surface quand les deux lames s'écartent, mais, quelle que soit sa surface, il est toujours concentrique à la lentille, pour que la réfraction soit très-régulière. La surface libre de la lentille est ainsi très-facile à exprimer, et il en est de même par conséquent pour l'éclairage relatif de l'image lumineuse.

Dans les expériences suivantes, nous avons donné à l'image la forme d'un carré de 3 centimètres de côté. Nous nous placions dans une chambre complétement obscure, et l'appareil était adapté par son extrémité antérieure à une ouverture

[1] Voir pour plus amples détails : *Comptes rendus de la Société de biologie*, 1877, séance du 17 février.

pratiquée dans le volet de la fenêtre. L'observateur était assis en face de l'appareil, à une distance que nous indiquerons. Une autre personne manœuvrait l'appareil.

Avant chaque expérience, l'observateur avait soin de rester 20 minutes au moins dans l'obscurité, temps nécessaire pour une complète adaptation de l'œil. Nous avons pu nous convaincre directement de la justesse des remarques qu'Aubert a exprimées à ce sujet.

Nous devons déclarer ici, une fois pour toutes, que les chiffres que nous donnons ne possédent jamais qu'une valeur relative, et ne sont comparables entre eux que dans le cours d'une expérience.

Exp. I. — On examina l'œil droit emmétrope du Dr Landolt, qui se plaça à $1^{m},04$ de l'extrémité de l'appareil destinée à recevoir l'image. Devant l'autre extrémité formant objet on plaça, pour diminuer autant que possible l'éclairage, 7 verres dépolis et 2 feuilles de papier blanc. La lumière du jour n'arrivait donc à la lentille que très-fortement atténuée. Malgré cela, on constata qu'il suffisait de laisser libre une étendue de 1 millimètre carré sur la surface de la lentille, pour obtenir une image formant impression sur la rétine.

L'expérience ayant été recommencée à plusieurs reprises avec les mêmes résultats, M. Landolt fixa à 45° en dedans de l'image, de manière que celle-ci fût située dans la partie externe du champ visuel et tombât sur la partie interne de la rétine; on constata alors que le minimum d'éclairage nécessaire pour produire une impression lumineuse était donné par une étendue de la lentille égale à 1 millimètre carré. Donc, la sensibilité de la rétine en ce point périphérique était la même qu'au centre. Le même fait fut constaté plusieurs fois de suite pour cet œil.

Exp. II. — Même atténuation de la lumière du jour. On expérimenta sur mon œil gauche, myope, mais exactement corrigé. Dans la vision centrale, je distinguai la lumière avec 1/2 millimètre carré de la surface réfringente. Trois essais donnèrent le même résultat. En fixant à 45° en dedans, il me fallait exactement la même quantité, 1/2 millimètre carré. Quatre fois on répéta l'expérience, et toujours on détermina le même minimum.

Exp. III. — L'œil droit emmétrope du Dr Van Duyse fut placé à 1 mètre de la surface à considérer. La lumière du jour était diminuée par 7 verres dépolis et 2 feuilles de papier blanc. On constata à plusieurs reprises qu'il fallait pour le centre de la rétine et pour un point situé à 45° en dedans, le même éclairage minimum, 1 millimètre carré, pour produire une impression lumineuse.

Exp. IV. — Je répétai un autre jour l'expérience faite précédemment, et j'obtins les mêmes résultats.

Exp. V. — Jour nuageux, uniforme. On place entre le jour et l'appareil 7 verres dépolis et 2 feuilles de papier blanc. M. le Dr Landolt s'assied en face de l'appareil, son œil droit étant à 1 mètre de celui-ci, et l'autre étant fermé. Pour la vision centrale, le minimum d'éclairage perceptible est donné par une surface de lentille égale à 1/2 millimètre carré. L'œil fixant successivement à 15°, 30°, 45° en dehors, et à 15°, 30°, 45°, 60° et 70° en dedans, on détermine chaque fois le même minimum, sauf à 15° en dedans, où l'on ne perçoit rien, l'image tombant sur le punctum cœcum. En fixant à 70° en dehors on ne reçoit plus aucune impression. Nous avons vu en effet que dans la partie interne du champ visuel la zone sensible ne dépasse pas 65° dans la position normale de la tête. Mais si l'on regardait un peu plus en dedans que 70°, de manière à arriver à la limite interne du champ visuel, il fallait une surface de lentille de 121 millimètres carrés pour produire une clarté perceptible.

Exp. VI. — Même jour. L'expérience répétée pour mon œil gauche corrigé, en fixant de 15° en 15° en dedans et en dehors, est de point en point la même que la précédente.

Une particularité intéressante à noter dans ces expériences, et qui nous a frappés également M. Landolt et moi, est le fait suivant, déjà signalé par Arago[1] : lorsque, au lieu de regarder directement avec le centre, on fixait légèrement à côté, à 2 ou 3 centimètres environ de la surface considérée (qui tombait néanmoins encore sur une partie du macula), il fallait, pour produire une impression, un peu moins de lumière que dans le regard tout à fait direct (avec la fovea centralis).

En considérant l'ensemble de ces faits, on sera frappé de la similitude qu'ils présentent au point de vue qui nous occupe. Dans toutes les expériences, il a fallu pour les divers points de la rétine considérés la même quantité de lumière minimum pour produire une impression lumineuse. On peut en conclure que, comme l'a dit Aubert, la sensibilité lumineuse est la même pour ces différentes parties. Il n'y a que les extrêmes limites du champ visuel qui deviennent beaucoup moins sensibles et cessent presque aussitôt de l'être.

On doit se demander maintenant quelle est la signification de ces résultats au point de vue de leur localisation fonction-

[1] Arago, *Astronomie*, t. I, p. 189.

nelle. Nous avons déjà vu plus haut que les faits actuellement connus tendaient à faire de la membrane de Jacob la couche modifiable par la lumière, le point de départ de la sensation lumineuse. Or, nos expériences viennent à l'appui de cette induction : en effet, quels sont les seuls éléments identiques à eux-mêmes comme nature, comme nombre et comme volume dans toute l'étendue de la rétine, et susceptibles par conséquent, s'ils sont impressionnables, de produire partout des impressions identiques ? Ce sont précisément les cônes et les bâtonnets (éléments photestésiques de Milne-Edwards). Et ces éléments sont éminemment modifiables par la lumière, comme on peut s'en assurer directement à l'exemple de Boll. Ils sont donc bien le point de départ de l'impression lumineuse.

Nous n'irons pas plus loin dans cette voie théorique, car nous ignorons encore à l'heure qu'il est de quelle nature est la modification spéciale produite par les vibrations lumineuses dans les éléments photestésiques de la membrane de Jacob. (Les expériences de Hering[1] et les dernières recherches de Kühne tendent à faire admettre cependant qu'elle est de nature chimique.)

VIII

Nous aurions maintenant à parler de la sensibilité de l'appareil visuel *aux différences de clarté*, fonction bien distincte de la précédente en ce qu'elle exige une comparaison entre *deux sensations différentes*, et non plus seulement la production d'une seule impression lumineuse.

Il s'agit en effet d'apprécier les limites dans lesquelles peut varier un éclairage donné sans cesser de paraître identique à un éclairage fixe produit à côté de lui. Or il est facile de concevoir qu'il y a là l'intervention d'un jugement. Deux sensations sont produites, elles s'exercent au moins sur deux éléments différents ; où peut se faire la comparaison ? ce ne peut être assurément dans la rétine, où n'existe aucune con-

[1] Hering, *Akad. Sitzungsberichte*, Vienne, 1872 et 1874.

nexion entre les filets centripètes nés des cellules ganglionnaires ; c'est donc nécessairement dans le système nerveux central. La loi psycho-physique de Fechner s'applique donc uniquement au fonctionnement des centres nerveux dans lesquels peuvent se comparer deux sensations voisines.

La sensibilité aux différences de clarté n'est donc pas une fonction de la rétine, dont elle ne dépend que sous deux rapports : sous le rapport de la modification brute produite dans la rétine par la lumière, et sous celui de la grandeur des plus petites images rétiniennes comparables entre elles. Or, le premier de ces deux phénomènes a été étudié précédemment, le second va l'être sous le nom de *distinction des formes* ou d'*acuité visuelle*.

Nous nous contenterons donc de renvoyer ceux qu'intéresse la loi psycho-physique en ce qui touche les sensations visuelles, aux travaux de Bouguer, qui a indiqué cette loi pour l'œil [1], de Fechner, d'Aubert, qui lui ont donné tout son développement [2], de Dobrowolsky et Gaine, qui, en examinant après Exner cette sensibilité particulière pour les différentes parties de la rétine, paraissent l'avoir confondue avec la sensibilité lumineuse, qui nous a occupé précédemment [3]. Nous n'aurons garde d'oublier les intéressantes recherches de Fœrster sur la sensibilité aux différences de clarté pour la vision centrale dans les cas d'affections rétiniennes [4].

Nous pouvons même indiquer à ce propos une nouvelle méthode très-simple d'investigation, basée sur l'emploi de notre appareil déjà décrit. On peut, en effet, faire passer devant la lentille de l'instrument un prisme à base dirigée en dehors,

[1] Bouguer, *Traité d'optique sur la gradation de la lumière*, p. 81, 1760, Paris.

[2] Fechner, *Uber ein wichtiges psychophysisches Gesetz*, Leipsig, 1858.
Aubert, *Beiträge zur Physiologie der Netzhaut*, 1861.
Aubert, *Physiologie der Netzhaut*, Breslau, 1865.
Helmholtz, *Optique physiologique*, éd. franç., traduite par Javal et Klein, p. 411 et suiv.

[3] Dobrowlsky et A. Gaine, De la sensibilité de la périphérie rétinienne pour la lumière, *Pflügers' Arch. für Physiologie*, XII ; *Annales d'ocul.*, 1876, t. II, 163.

[4] Fœrster, Du sens visuel dans les maladies de la rétine, *Société ophthalmol. de Heidelberg*, session de 1871, *compte rendu in Ann. d'ocul.*, t. LXVII, p. 97.

et dévier ainsi un certain nombre de rayons lumineux qui iront former image à côté des rayons non déviés. En choisissant convenablement les dimensions de l'objet lumineux, on peut arriver à ce que les deux images se touchent exactement, et faciliter ainsi leur comparaison. On peut, de plus, en variant l'excursion du prisme, varier à tous les degrés l'éclairage relatif des deux images.

Si donc nous n'entrons pas dans l'examen de cette fonction, ce n'est pas que nous la jugions trop peu importante, tout au contraire, et nous avons même commencé à ce sujet des expériences à l'aide de la méthode précédente ; mais nous pensons que cet examen ne rentre pas directement dans l'étude des fonctions de la rétine proprement dite.

IX

Arrivons maintenant à l'étude de l'acuité de la vue pour les différentes parties du champ visuel. Nous avons indiqué en quoi cette fonction dépendait de la rétine, dont la constitution même doit évidemment limiter la grandeur des images lumineuses susceptibles d'être distinguées l'une de l'autre. Or, ce que nous chercherons à évaluer, c'est précisément la grandeur des plus petites images que peuvent distinguer les différentes parties de la rétine. Cette étude a déjà inspiré beaucoup de travaux, et déjà en 1840 Hueck tentait des mensurations de ce genre [1]. Mais c'est Volkmann qui le premier obtint à ce sujet des résultats précis [2].

Volkmann se servait comme objet de fils d'araignée tendus parallèlement sur fond clair, et il trouvait que le plus petit écartement qu'on pouvait leur donner sans qu'ils cessassent d'être distingués séparément correspondait pour le centre à une image de. . . . . 0^{mm} 002 à 0^{mm} 003

A 10° en dehors, l'image devait avoir. 0 014

20° elle devenait. 0 033

30°. 0 117

[1] Hueck, Von der Grenzen des Sehvermögens, *Müllers Archiv*, 1840, p. 94.
[2] Volkmann, *Wagners Handwörterbuch*, III, 1, p. 331.

40°.	0	193
50°.	0	301
60°	0	442

On voit d'après cela que l'acuité visuelle tombe très-rapidement en dehors de la macula, pour diminuer ensuite plus régulièrement.

Plus tard, E. H. Weber chercha à reconnaître à la lueur d'une étincelle électrique, un certain nombre de caractères d'imprimerie, et il évaluait l'acuité visuelle d'après le nombre de caractères reconnus pendant ce court instant [1]. C'est évidemment là une méthode défectueuse qui évalue plutôt le degré d'attention et d'intelligence de l'expérimentateur que la sensibilité rétinienne.

Aubert et Fœrster, dans une première série d'expériences, suivirent la même méthode [2]. Mais ils reprirent bientôt la question, en se servant de deux points noirs sur papier blanc qu'ils faisaient progressivement avancer de la périphérie vers le point de fixation jusqu'à ce qu'ils fussent distingués l'un de l'autre [3]. C'était presque le périmètre. Cet instrument ayant été inventé peu après par Aubert, les deux auteurs s'en servirent pour étudier à nouveau le même sujet, et déterminèrent plus rigoureusement les limites du champ visuel dans lesquelles les deux points étaient reconnus séparément [4].

Mais arrivons de suite aux expériences plus récentes et plus variées de Landots et Ito [5]. Ces auteurs se servirent, comme objets à distinguer, de carrés noirs de 4 grandeurs différentes. Associés deux à deux sur fond blanc, ces points étaient séparés l'un de l'autre par un intervalle égal à leur diamètre.

Les carrés n° 1 avaient 1^{mm},9 de côté, et, dans la vision centrale, ils étaient perçus séparément à une distance maximum de 4^{m},53.

[1] E. H. Weber, *Leipzicher Berichte*, 1852.

[2] Von Grœfe's, *Arch. für Ophthalm.*, 1857, t. III.

[3] Von Grœfe's, *Arch. für Ophthalm.*, 1860, t. VII, p. 152 et 246.

[4] Aubert, *Physiologie der Netzhaut*, 1865, II, p. 235.

[5] *Ophthalmométrologie de Snellen et Landolt*, in *Grœfe und Sœmisch's Handbuch für Augenheilkunde*, t. III, 1874, p. 64.

Les carrés n° 2, de 2^{mm}, 8 de côté, étaient distingués à 7^{m}, 04.
Les carrés n° 3, de 4^{mm}, 7 — — à 11^{m}, 20.
Les carrés n° 4, de 6^{mm}, 6 — — à 15^{m}, 36.

Or, voici les limites du champ visuel dans lesquelles ces points furent distingués par chacun de ces auteurs :

DÉSIGNATION.		En dedans.	En dedans et en haut.	En haut.	En haut et en dehors	En dehors.	En dehors et en bas.	En bas.	En dedans et en bas.
N° 1.	Landolt.	10° ½	12°	12° ½	11°	12° ½	12°	18° ½	16°
	Ito	10	10	9 ½	10	11 ½	10	12	13 ½
N° 2.	Landolt.	13	16	14	13	17	16 ½	22	21
	Ito	13	13	11	12	18	12	19	17
N° 3.	Landolt.	21 ½	20	21	19	23 ½	22	24	23
	Ito	17 ½	18	16	15 ½	20	20	20	22
N° 4.	Landolt.	25	26	25	22	31 ½	38	28	30
	Ito	21 ½	21	20	20	27 ½	25	26	27

Les parties du champ visuel dans lesquelles le pouvoir de distinction était le meilleur furent donc la partie inférieure, la partie externe et la partie inféro-interne, ce qui correspond aux parties de la rétine situées en haut, en dedans, en haut et en dehors. Si les autres parties de la rétine distinguent moins bien, c'est principalement, pour les auteurs dont nous parlons, qu'elles sont moins exercées [1].

Dobrowolsky et Gaine ont encore fait à ce sujet des expériences suivies, en se servant d'une méthode différente [2]. Ils ont employé comme objets à reconnaître, des caractères d'imprimerie tirés des tables de Snellen, et présentant des dimensions variées depuis le n° CC jusqu'au n° III 1/2 de ces tables. Nous critiquerons fortement, pour notre part, l'emploi de caractères ou de tous autres objets de forme variable pour la détermination de l'acuité visuelle. C'est porter à son maximum l'intervention du cerveau, et compliquer ainsi à un degré considérable des conditions déjà assez complexes par elles-

[1] *Voir* à ce sujet : Landolt; *Ann. d'ott.* de Quaglino, 1871, t. I, p. 12 et p. 476.

[2] Dobrowolsky et A. Gaine, De l'acuité visuelle à la périphérie de la rétine, in *Pflügers Arch. für Physiol.*, XII, 411 ; *Ann. d'ocul.*, 1876, II, p. 163.

mêmes. Aussi ne sera-t-on pas étonné de ce que les auteurs en question relèvent comme causes de variations dans les résultats, des influences surtout de nature cérébrale, par exemple :

L'attention du sujet en expérience;

Le degré de prévision qu'il a de la nature des signes qui lui seront présentés, lettres, chiffres, etc. ;

Son habitude expérimentale et l'exercice auquel il a ou n'a pas soumis la partie de la rétine envisagée ;

La *forme* des signes, etc.

Pour nous qui cherchons à évaluer dans la distinction des formes la part qui revient à la rétine, nous ne pouvons tirer que fort peu de chose de ce travail, quoi qu'il soit très-riche en faits.

Il nous reste à parler d'un travail plus récent de M. Kœnigshöfer, travail basé sur des expériences faites par l'auteur et par son maître M. Michel[1]. Les objets à reconnaître étaient des couples de points noirs sur papier blanc, points noirs ayant un diamètre, les uns de $1^{mm},25$, les autres de $2^{mm},5$, les derniers de $3^{mm},75$.

L'étendue maximum dans laquelle ces points furent reconnus comme séparés, fut limitée

en haut, ... à 40°
en haut et en dehors, de 40° à 42°
en dehors, ... à 45°
en bas de. . . . . . . 45° à 50°
en bas et en dedans, de 52° à 60°
en dedans, ... à 65°
en dedans et en haut. . . . à 52°

A 15° ou 20° plus loin dans chaque sens, l'objet commençait à être perçu comme un point unique.

Ces chiffres montrent que pour l'auteur, l'acuité de la vue est surtout développée dans les parties internes du champ visuel (parties externes de la rétine). Il faut remarquer que ce sont là les parties que nous habituons le plus à la vision indirecte à cause de leur usage dans la lecture, l'écriture et en général dans tout travail de près.

[1] Kœnigshöfer, *Thèse d'Erlangen*, 1876.

Dans les limites indiquées plus haut, la grandeur des points n'avait pas, pour un même écartement, d'influence sur leur distinction. De même, en variant l'écartement de deux points de même grandeur, on ne changeait pas l'acuité visuelle pour ces points. Les différences d'éclairage, dans des limites moyennes, étaient aussi sans action sur la distinction des objets employés.

Nous n'avons pas étudié l'acuité visuelle de la rétine au même point de vue que les auteurs dont nous venons de parler. Fidèle à notre méthode, nous avons voulu rechercher simplement *comment elle variait* à partir du centre jusqu'à la périphérie. Nous avions donc simplement à la mesurer et des intervalles égaux dans une direction déterminée. C'est ce que nous avons fait à plusieurs reprises, de la manière suivante :

Nous nous servîmes comme objet, de 9 petits carrés noirs ayant chacun $1^{mm},6$ de côté, et associés eux-mêmes en carré sur fond blanc de manière à être séparés les uns des autres par un intervalle égal à leur largeur.

Nous prenions place devant le périmètre de Landolt, au centre duquel était fixé un cordon passant d'autre part à travers le curseur mobile qui glisse le long de l'arc. L'œil étant immobile et fixant le point 0° de la graduation, nous amenions le curseur successivement à 5°, 10°, 15°, etc., du point de fixation. En face de la personne en expérience, une autre personne tenait l'extrémité libre du cordon qui se prolongeait derrière le périmètre, et, le maintenant dans une direction rectiligne, elle avançait progressivement l'objet le long de ce cordon vers l'œil. La distance à laquelle l'œil reconnaissait comme distincts les points qu'on lui présentait, pouvait être considérée comme très-sensiblement proportionnelle à l'acuité visuelle de la partie rétinienne correspondante. Nous devons noter que nous accommodions plus ou moins suivant la distance à laquelle on rapprochait l'objet, et que, si nous voulions calculer le diamètre des images rétiniennes distinguées dans nos expériences, nous aurions à tenir compte de la petite correction due au déplacement du point nodal dans l'accommodation ; mais cette correction serait évidemment très-faible par rapport aux limites d'erreur de nos expériences.

Voici quels ont été dans 3 expériences les résultats de nos recherches. Le 1er cas se rapporte au méridien externe de l'œil droit emmétrope du Dr Landolt (côté interne du champ visuel), le 2e et le 3e à deux expériences faites dans le même méridien sur mon œil gauche myope, corrigé exactement (la déviation des rayons périphériques produite par mes lunettes était à peu près insignifiante). J'ai calculé pour ce dernier cas quel était, en chaque point examiné, le rapport de l'acuité visuelle de ce point à mon acuité visuelle centrale; c'est ce rapport qui est indiqué par les chiffres de la dernière colonne. Il serait beaucoup plus faible pour les résultats du Dr Landolt, qui possédait une acuité visuelle centrale très-supérieure à la mienne, tout en ayant à peu près la même acuité périphérique.

DÉSIGNATION.	LANDOLT.	CHARPENTIER. — 1re expérience.	CHARPENTIER. — 2e expérience.	RAPPORT avec l'acuité centrale.
	mètres			
A 0° les points étaient distingués à	5,20	3m,50	3m,30	1
A 5° — —	1,16	1 ,62	1 ,45	44/100
A 10° — —	0,92	0 ,80	0 ,80	27/100
A 15° — —	0,67	0 ,58	0 ,46	14/100
A 20° — —	0,57	0 ,49	0 ,35	11/100
A 25° — —	0,48	0 ,41	0 ,30	9/100
A 30° — —	0,42	0 ,34	0 ,24	7/100
A 40° — —	0,27	0 ,22	0 ,15	4/100
A 50° — —	0,16	0 ,15	0 ,10	3/100
A 60° — —	0,11	0 ,12	0 ,08	2/100
A 70° — —	0,08	0 ,10	»	»

Ces résultats, comparés à ceux de Volkmann, cités plus haut, montrent :

1° Que l'acuité visuelle est presque concentrée aux parties centrales; qu'en dehors des limites de la macula, elle tombe tout d'un coup et diminue ensuite avec assez de lenteur et de régularité.

2° Qu'elle existe, bien que très-atténuée, jusqu'aux limites générales de la partie interne du champ visuel. C'est le seul méridien que nous ayons examiné.

3° Que l'acuité visuelle centrale peut varier indépendamment de celle de la périphérie, puisque, tout en ayant une acuité visuelle presque moitié moindre que celle du Dr Landolt, j'avais à la périphérie à peu près le même pouvoir de distinction par rapport aux objets considérés.

Si nous nous demandons maintenant à quelle particularité anatomique peut tenir cette concentration, vers la macula, du pouvoir distinctif des objets, nous ne pouvons manquer d'être frappé de l'énorme accumulation de cellules ganglionnaires qui se trouve en cet endroit, et de remarquer que cette accumulation cesse presque tout d'un coup aux limites de la macula, et nous sommes tenté d'y voir plus qu'une simple coïncidence. Nous voyons en outre que l'épaisseur de la couche nerveuse et sa densité en cellules, diminuent peu à peu et uniformément des bords de la macula jusqu'à la périphérie de la rétine, de la même façon que l'acuité visuelle diminue de puissance dans ces parties. La corrélation de ces deux ordres de faits, les uns anatomiques, les autres physiologiques, nous a amené à étudier de plus près les diverses conditions de ce mode particulier de la vision, et à proposer pour cette acuité visuelle une théorie toute différente de celle de Müller, de Volkmann et d'Helmhotz. Les vues que nous allons exposer ont été déjà plus ou moins pressenties et indiquées, mais jamais, que nous sachions, méthodiquement développées [1].

Voici donc comment nous comprenons, pour notre part, la distinction des formes dans ses rapports avec les fonctions de la rétine.

La distinction des formes est due à la comparaison, par le

[1] Il y a notamment dans l'ophthalmométrologie de Snellen et Landolt, une note de ce dernier ainsi conçue : « Nous ne savons pas encore quel rôle jouent les cônes et les bâtonnets dans l'acte de la vision ;... mais quand même nous le saurions, nous n'en serions pas beaucoup plus avancés (relativement à l'explication des différences qui existent entre l'acuité visuelle des emmétropes et celle des amétropes), attendu que la finesse de la vue dépend probablement plus du nombre des terminaisons et des conductions nerveuses que du nombre des cônes et des bâtonnets. » (*Græfe und Sæmisch Handbuch für Augenheilkunde*, t. III, note de la p. 10, 1874.)

M. Nuel considère aussi l'acuité visuelle à ce point de vue dans son art. RÉTINE du *Dict. encycl. des sciences médicales*, 3e série, t. IV, p. 99.

cerveau, d'impressions diverses apportées par les fibres du nerf optique. Nous avons dit plus haut qu'en réalité on n'avait pas suivi ces fibres plus loin que dans les cellules ganglionnaires, mais nous savons, à n'en pas douter, que ces cellules sont en connexion *plus ou moins directe* avec les éléments de la membrane de Jacob que nous avons vus modifiables par la lumière. Or, chacune des cellules ganglionnaires, ou, si on aime mieux, chacune des fibres du nerf optique ne peut évidemment recevoir et transmettre à la fois qu'une seule impression. Considérons donc une étendue rétinienne donnée dans laquelle nous trouvions réparties un certain nombre de cellules ganglionnaires, par exemple, pour fixer les idées, cinq cellules donnant naissance à cinq fibres optiques. Il est évident que cette surface ne pourra pas transmettre au cerveau plus de cinq impressions lumineuses différentes, quel que soit le nombre d'éléments secondaires, cônes, bâtonnets ou autres, qui soit en connexion avec nos cinq cellules, et quel que soit du reste le nombre des images lumineuses qui se forment sur la partie considérée. Si, sur une autre partie rétinienne de même étendue, il se trouve au contraire 10 cellules ganglionnaires ou 10 fibres du nerf optique, cette partie pourra donner lieu à 10 sensations différentes, et par conséquent distinguer des images deux fois plus petites que la surface précédente. C'est ce qu'on exprime en disant que son acuité visuelle sera deux fois plus considérable.

On voit donc que l'acuité visuelle n'est nullement en rapport avec le nombre ou la dimension des petits éléments rétiniens, cônes et bâtonnets, dans lesquels naît l'impression lumineuse. En effet, si à étendue égale il y a dans toute la rétine à peu de chose près le même nombre de ces éléments, il y a au contraire des différences considérables en ce qui touche leur degré d'indépendance fonctionnelle, et c'est précisément cette dernière condition qui influe sur l'acuité de la vision, sur la puissance de distinction des objets. Dans la macula, par exemple, où les cellules ganglionnaires sont entassées sur plusieurs couches successives, il pourra se faire que chacun des éléments photestésiques soit en rapport avec une de ces cellules : ici donc, indépendance fonctionelle parfaite. Ailleurs où les cellules ganglionnaires se disséminent et sont plus ou moins serrées sur une seule couche, il y a toujours plus de bâtonnets que de ces cellules, chacune d'elles est donc nécessairement en rapport avec plusieurs bâtonnets : indépendance fonctionnelle de plus en plus petite à mesure qu'on s'éloigne du centre. C'est-à-dire que, dans ce dernier cas, nos bâtonnets pourront être modifiés chacun différemment par autant d'images lumineuses distinctes, mais le cerveau n'en saura rien, car chaque fibre du nerf optique lui transmettra seulement une impression unique née de l'ensemble des impressions qui auront affecté les bâtonnets (ou autres éléments secondaires) avec lesquels cette fibre nerveuse est en rapport.

Voilà dans quelles limites l'acuité visuelle est une fonction de la rétine ; mais il ne faudrait même pas croire que dans tous les cas deux impressions différentes transmises au cerveau par deux éléments nerveux voisins, par deux fibres contiguës du nerf optique, devront nécessairement produire deux sensations distinctes; cela n'aura lieu que si la différence d'intensité qui existe entre ces deux impressions s'élève au-dessus d'une certaine limite ; si cette limite n'est pas atteinte, elles seront confondues dans une sensation unique.

Quelle est cette limite à laquelle est soumis le pouvoir analytique des centres nerveux visuels? Elle a été recherchée par Bouguer, Fechner, Arago et autres, comme nous l'avons vu plus haut; c'est toujours une *fraction constante de l'excitation lumineuse :* par exemple, pour que deux sensations lumineuses voisines soient distinguées l'une de l'autre, il faut qu'elles diffèrent entre elles de 1/100, je suppose. Mais il est remarqnable que cette fraction ait été trouvée différente par différents observateurs [1] ; ainsi dans des expériences faites par Masson, elle était de 1/50 pour certains yeux, tandis qu'elle n'était que de 1/120 pour les mieux doués. Bouguer avait trouvé pour lui-même 1/64, Fechner 1/100. Arago pouvait distinguer des intensités lumineuses

[1] *Voir* Milne-Ewards, *Leçons sur l'anat. et la physiol. compar.*, t. XII, p. 333. Helmholtz, *Optique physioloque*, éd. franç., p. 413.

différant entre elles de 1/131, et Helmholtz arrivait à abaisser pour ses yeux cette différence jusqu'à 1/167. Il est de plus très-probable qu'elle varie non-seulement suivant les individus, mais encore suivant beaucoup de conditions physiologiques, et surtout certainement sous l'influence de l'exercice.

Sont-ce là encore tous les éléments dont se compose la distinction des formes? Évidemment non; et l'influence qu'exercent manifestement sur cette distinction le plus ou moins d'attention du sujet, son habitude des objets, le degré et la nature de ses prévisions, son intelligence etc., suffit à montrer combien est grande la part d'intervention du cerveau dans l'exercice de cette fonction visuelle.

On voit en somme que l'acuité de la vue est soumise à la fois au fonctionnement de deux parties de l'appareil nerveux visuel; elle dépend de la rétine dans une certaine mesure, par le degré d'indépendance fonctionnelle que possèdent les éléments photestésiques de cette membrane, mais c'est surtout une fonction centrale qui consiste dans la comparaison des impressions distinctes que peut transmettre la rétine au cerveau; et cette fonction, comme toutes celles du cerveau, est perfectible *dans de certaines limites* par l'éducation.

Dans toutes les considérations qui précèdent, nous n'avons pas parlé du système dioptrique de l'œil, nous avons pris les images lumineuses toutes formées dans la rétine de l'œil normal. Il est évident que la condition première d'une bonne vision est la production d'images lumineuses nettes sur la rétine par les milieux dioptriques.

X

Si nous sommes parvenus à nous rendre suffisamment compte des conditions multiples qui régissent la distinction des formes, nous arrivons maintenant à un sujet beaucoup plus obscur, celui de la sensibilité aux couleurs. Ce n'est pas que les travaux aient manqué sur cette question, tout au contraire, depuis Purkinje, qui, en 1825, avait déjà remarqué le changement de ton que présentent certaines couleurs à la périphérie[1], une foule d'observateurs s'en sont préoccupés avec plus ou moins de succès.

On a commencé par déterminer, à l'aide du périmètre, les limites du champ visuel en dehors desquelles les diverses couleurs n'étaient pas reconnues. On se servit pour cette exploration de couleurs réfléchies par des papiers à surface mate, de couleurs pigmentaires, en un mot, et on vit que non-seulement elles n'étaient pas reconnues jusqu'aux limites générales du champ visuel, mais qu'elles étaient reconnues plus loin les unes que les autres, et voici l'ordre de succession trouvé par les divers auteurs :

Aubert reconnaissait d'abord le bleu, puis le rouge, le jaune et enfin le vert[2].

Landolt donna l'ordre de succession suivant : bleu, jaune, orange, rouge, vert jaunâtre, vert bleuâtre, violet[3].

Pour Woinow, Schœn, Treitel, l'ordre des couleurs examinées est le même que pour les auteurs précédents[4] : bleu, rouge, vert.

Toutes les expériences que j'ai faites m'ont donné le même résultat.

Pour Schirmer, l'ordre est le même que celui de Landolt, sauf pour le violet, qu'il distingue après le jaune et avant l'orange, le rouge et le vert[5].

Raehlmann, non-seulement voit le violet avant le rouge et le vert, mais ne reconnait même le rouge qu'en dernier lieu[6].

Ces expériences concordent sur un point, c'est que le bleu est distingué le plus loin par la périphérie. Sauf Raehlmann, tous les auteurs ont de plus reconnu le rouge après le bleu et avant le vert. Quant au violet, il a été reconnu par les uns beaucoup plus loin que par les autres ; mais c'est une couleur peu propre aux expériences, à cause de la variété de nuances

[1] Purkinje, *Zur Physiologie der Sinne*, 1825, t. II.

[2] Aubert, *Physiol. des Netz*, IV, 118. — Physiologische Optik, *loc. cit.* p. 543.

[3] Landolt, *Annali d'ottalmologia*, 1871, p. 465.

[4] Woinow, *Arch. für Ophthalm.*, XVI, f. 1, p. 212.
Schœn, *Traité du champ visuel*, Berlin, 1874.
Treitel, *Dissertation inaugurale*, Kœnigsberg, 1876.

[5] Schirmer, *Arch. für Ophthalm.*, XIX, f. 2, p. 194 et suiv.

[6] Raehlmann, *Arch. für Ophthalm.*, XX, f. 1, p. 17.

qu'elle présente ; il est, du reste, déjà reconnu comme bleu vers les limites de cette dernière couleur.

Il est évident que les expériences de ce genre sont très-difficiles à comparer rigoureusement, car il existe dans la nature d'une couleur plusieurs éléments distincts :

1° Son intensité lumineuse.

2° Sa surface, que l'on peut considérer dans une certaine mesure comme élément de l'intensité lumineuse, une augmentation de surface équivalant (pour de petites étendues de la couleur) à une augmentation d'intensité.

3° Son *ton*, c'est-à-dire ce qui distingue une couleur donnée d'une couleur différente. (Les couleurs simples, non mélangées, ont le ton le plus pur ; dans le mélange de plusieurs couleurs, il y a ordinairement un *ton prédominant*, mêlé de nuances diverses.)

4° Sa *nuance*, due à la présence des couleurs accessoires avec lesquelles elle peut être plus ou moins mélangée.

5° Sa *saturation*, c'est-à-dire la proportion dans laquelle la couleur est mélangée de blanc. (Plus une couleur est mélangée de blanc, c'est-à-dire moins elle est saturée, et moins est forte l'impression qu'elle fait sur notre œil en tant que couleur. Les couleurs spectrales sont évidemment les couleurs objectives les plus saturées.)

Or, dans les couleurs pigmentaires, tous ces éléments se trouvent réunis et mélangés à des degrés très-différents, ce qui rend déjà compte de la variété apparente de certains résultats.

Mais il est en outre incontestable qu'il existe à ce sujet des différences individuelles très-marquées.

Ainsi, j'ai déterminé plusieurs fois pour mes yeux les limites des sensations de couleurs, je l'ai fait à l'aide du périmètre de Landolt et avec les mêmes papiers colorés que ce dernier, j'ai répété la même expérience de la même manière sur plusieurs personnes différentes, et, bien que le plus souvent le même ordre de succession se soit montré, il n'est pas moins vrai que les champs visuels de chaque couleur ont été très-différents d'étendue suivant les personnes observées. Par exemple, j'ai sous les yeux quatre de ces champs visuels : dans celui de mon œil gauche, les limites du bleu sont partout de 15 à 20 degrés plus restreintes que celles du Dr. Landolt ; un autre champ visuel du bleu, déterminé sur un étudiant de mes amis, présente des limites intermédiaires entre les deux précédents. En revanche, les limites du vert sont chez lui beaucoup moins étendues que pour moi, et encore bien plus restreintes par rapport à l'œil du Dr Landolt. D'un autre côté, sur un autre de ces champs visuels, le vert est distingué avant le rouge. Donc nous constatons déjà des différences individuelles bien prononcées.

Mais ce n'est pas tout : l'exercice a sur la distinction des couleurs, soit centrale, soit périphérique, une influence puissante : ainsi j'ai pu constater sur moi-même que mes derniers champs visuels sont plus étendus que les premiers, et je reconnais beaucoup mieux les couleurs que dès le début de mes expériences. M. Landolt a pour toutes les couleurs un champ visuel très-étendu ; mais aussi a-t-il exercé depuis très-longtemps son œil à l'analyse des sensations chromatiques. L'extrême sensibilité des yeux du vénérable M. Chevreul sous ce rapport est devenue proverbiale ; mais il faut dire que leur exercice dure depuis plus de cinquante ans.

Ces remarques préliminaires étant faites, voici, pour fixer les idées, quelles sont les limites du champ visuel des différentes couleurs reconnues par l'œil droit du Dr Landolt, à l'éclairage du jour et à l'aide de papiers colorés de 2 centimètres de côté :

DÉSIGNATION.	VIOLET.	VERT bleuâtre.	VERT jaunâtre.	ROUGE.	ORANGE.	JAUNE clair.	BLEU.
Méridien interne du champ visuel..	35°	38°	45°	55°	60°	67°	70°
— interne et inférieur.......	35	37	44	55	55	62	68
— inférieur.................	33	43	49	58	59	62	69
— inférieur et externe.......	35	55	60	66	68	70	78
— externe...................	45	52	60	65	70	78	78
— externe et supérieur......	35	40	50	64	68	73	73
— supérieur...............	34	39	44	53	58	59	59
— supérieur et interne......	35	39	44	56	54	67	67

Ces limites sont, comme dans tous les yeux normaux, à peu près concentriques à celles du champ visuel général.

Quand on répète ces expériences, qui consistent à approcher de la phériphérie vers le centre des couleurs pigmentaires, on constate qu'elles font une impression très-différente suivant la partie de la rétine où elles se peignent. Elles sont toutes perçues comme objets blanchâtres avant d'être reconnues comme couleur ; puis elles font l'impression d'une couleur *qu'il est impossible de définir ;* bientôt, on les reconnaît plus ou moins bien, mais on ne leur attribue pas le degré de saturation ni le ton vrai qu'elles acquièrent en se rapprochant du centre.

Voici comment M. le Dr Landolt a indiqué ces changements que paraissent subir les objets colorés à partir de la périphérie avant qu'on reconnaisse leur ton vrai.

Le bleu paraît d'abord gris, puis gris bleuâtre, puis bleuâtre, et enfin bleu.

Le vert bleuâtre paraît d'abord gris, puis gris bleuâtre.

Le vert jaunâtre paraît successivement gris et gris jaunâtre avant d'être reconnu avec son ton vrai.

Le jaune paraît gris, puis blanc jaunâtre.

L'orangé paraît gris, puis jaune.

Le rouge semble gris, puis gris jaunâtre, puis rouge jaunâtre ou brun, et enfin rouge.

Quant au violet, il paraît d'abord gris, puis passe par des tons bleuâtres divers [1].

On constate pour des couleurs spectrales de moyenne intensité la même dégradation successive de teintes dans la périphérie rétinienne. (C'est aussi le bleu spectral qui est reconnu le premier, puis le rouge, le vert, et en dernier lieu le violet.)

Cette « perversion » des couleurs n'est pour aucune mieux marquée que pour le rouge, et cette observation, rapprochée de la faible étendue du champ visuel de cette couleur, avait fait soutenir par Schelske cette opinion, qu'il existait à la périphérie de la rétine une zone daltonienne, c'est-à-dire ne percevant pas le rouge [2] ; il l'avait même limitée, et lui donnait l'étendue suivante : en dehors 68°, en dedans 53°, en haut 38°, en bas 37°.

1 Landolt, *Ann. d'ottalm. de Quaglino*, 1873, p. 480.
Aubert, Optique physiologique, *loc. cit.*, p. 544.

2 Schelske, Zur Farbenempfindung, *Arch. für Ophthalm.*, 1863.

Woinow et ses élèves, Krükow, Rückhardt, etc., développèrent depuis cette hypothèse de l'existence de plusieurs zones rétiniennes différentes percevant différemment les couleurs [1].

Aubert professait au contraire que les couleurs, dans les mêmes conditions d'intensité que le blanc, devaient être perçues aussi périphériquement que ce dernier [2].

M. Landolt prouva expérimentalement la vérité de cette assertion, et parvint à distinguer jusqu'aux limites les plus éloignées du champ visuel *toutes les couleurs spectrales*, pourvu qu'elles eussent une intensité suffisante [3].

Ces expériences jugèrent la question, et il ne reste de toutes les observations précédemment indiquées, que ce fait bien démontré, que la rétine est de moins en moins sensible pour les couleurs à mesure qu'on les éloigne vers la périphérie du champ visuel.

Mais dans quelles proportions varie cette sensibilité? C'est ce qu'ont déjà recherché beaucoup d'auteurs, mais avec des méthodes trop insuffisantes pour donner des résultats bien frappants [4]. Voici quelle est la série d'expériences que nous avons faites nous-même à ce sujet.

Nous nous sommes servi successivement de plusieurs méthodes différentes :

1° L'œil fixant le point zéro du périmètre, on approchait de ce point, dans un méridien de la rétine, de petits carrés de papiers colorés choisis aussi purs que possible, et présentant des dimensions variées, et on notait pour chacune de ces dimensions les limites où la couleur était reconnue.

[1] Woinow, Zur Farbenempfindung, *Arch. für Ophthalm.*, 1870, t. XVI, f. 1, p. 212.

Woinow, Zur Frage über die Intensität der Farbenempfindung, *Arch. für Ophthalm.*, 1870.

Rückhardt, *Centralblatt für wiss. Med.*, 1872.

Krükow, *Arch. ophtalm.*, 1874, t. XX, f. 1, p. 255.

[2] Aubert, *Arch. für Ophthalm.*, t. III, f. 2, p. 55-61.

[3] Landolt, Sur la perception des couleurs à la périphérie de la rétine, *Annales d'oculistique*, 1874, t. LXXI, p. 44.

[4] *Voir* à ce sujet : Lamansky, *Arch. für Ophthalm.*, t. XVII, f. 1, p. 125.

Bohn, *Poggendorfs Annalen*, Erganzungs Band, p. 384.

Künkel, *Pflügers Arch. für Physiol.*, IX, f. 4 et 5, p. 206.

Raehlmann, *Arch. für Ophthalm.*, t. XX, f. 1, p. 233.

Dobrowolsky, *Pflügers Arch. für Physiol.*, t. XII.

2° On plaçait successivement à plusieurs endroits du champ visuel des papiers colorés sur fond noir, et on augmentait progressivement leur grandeur jusqu'à ce que l'œil reconnût la couleur correspondante.

3° On explorait de même plusieurs points déterminés du champ visuel, en variant, cette fois, non plus la grandeur absolue de l'objet coloré, mais sa distance à l'œil.

4° Nous nous servîmes depuis de notre appareil décrit page 18, en plaçant dans son intérieur des verres colorés et déterminant pour chacun d'eux le minimum de surface qu'il fallait donner au champ de la lentille pour que la couleur correspondante fût reconnue.

5° Nous fîmes enfin les mêmes expériences, non plus avec des verres colorés, mais avec des couleurs spectrales, dans le laboratoire d'ophthalmologie de M. le Dr Javal, à la Sorbonne. On produisit un spectre à l'aide de la lumière Drummond, et on le projeta à une distance de 70 centimètres sur le verre dépoli servant d'objet dans notre appareil. On limita sur ce verre, à l'aide d'un diaphragme opaque, une petite étendue à l'endroit de la couleur voulue, et sur l'autre verre de l'appareil venait se peindre avec la même couleur un petit carré de 1 centimètre de côté. On faisait alors varier plus ou moins la surface du diaphragme qui, placé devant la lentille de l'appareil, réglait le passage des rayons lumineux.

Voici les résultats que nous ont donnés ces cinq méthodes. Nous avons toujours exploré le méridien horizontal de la rétine (ou un méridien légèrement plus élevé en haut du côté externe, pour éviter la tache aveugle).

1re *Méthode.* — Limites du champ visuel pour des papiers colorés d'étendue variable.

Expérience faite sur le Dr Satler, méridien horizontal.

DÉSIGNATION.	CÔTÉ EXTERNE du champ visuel.			CÔTÉ INTERNE du champ visuel.		
	Bleu.	Rouge.	Vert.	Bleu.	Rouge.	Vert.
Carré de 10mm distingué à.....	85°	52°	43°	47°	30°	25°
— 8mm —	75	45	28	45	25	18
— 6mm —	65	37	25	40	21	15
— 4mm —	60	35	23	35	17	13
— 2mm —	55	22	20	21	13	9
— 1mm —	30	7	11	15	10	6

Expérience faite sur mon œil gauche :

DÉSIGNATION.	CÔTÉ EXTERNE du champ visuel.			CÔTÉ INTERNE du champ visuel.		
	Bleu.	Rouge.	Vert.	Bleu.	Rouge.	Vert.
Carré de 10mm distingué à.....	75°	70°	50°	45°	35°	28°
— 8mm —	65	60	35	35	27	23
— 6mm —	60	52	28	33	23	20
— 4mm —	56	38	20	30	18	18
— 2mm —	40	23	12	23	13	10
— 1mm —	32	10	7	18	10	6

Ces premiers résultats montrent déjà les différents points de la rétine plus sensibles au bleu qu'au rouge et au rouge qu'au vert, du moins pour les couleurs pigmentaires employées.

De plus, le degré de sensibilité de la rétine pour ces trois couleurs diminue assez uniformément du centre à la périphérie.

2e *Méthode*. — Minimum d'étendue des couleurs reconnues à différents points de la rétine (mêmes papiers colorés).

Voici les résultats de deux expériences, la première sur mon œil gauche, la seconde sur l'œil droit du Dr Satler, portant toutes deux sur la partie externe (et un peu supérieure) du méridien horizontal du champ visuel.

DÉSIGNATION.	LARGEUR EN MILLIMÈTRES, DU CARRÉ RECONNU PAR					
	Charpentier.			Dr Satler.		
	Bleu.	Rouge.	Vert.	Bleu.	Rouge.	Vert.
	millim.	millim.	millim.	millim.	millim.	millim.
A 10° du point de fixation.....	1	1	1	1	1	1 ½
20° — —	1 ½	2	2	2 ½	2	4 ½
30° — —	2	3	3	3	4	7
40° — —	2 ½	4	4	3 ½	5	8
50° — —	3	5	7	4	9	10
60° — —	3 ½	8	8	5	9 ½	non rec.
70° — —	4	10	9	8	10	non rec.
80° — —	10	non rec.	non rec.	10	non rec.	non rec

Mêmes résultats que pour la méthode précédente.

3e *Méthode.* — Distance maximum à laquelle sont reconnus des papiers colorés de 2 millimètres de côté dans la partie interne du champ visuel de mon œil gauche.

DÉSIGNATION.	BLEU.	VERT.	ROUGE.
A 0° (point de fixation)........................	0,81	1,44	1,32
5° en dedans	0,91	0,82	0,60
10° —	0,58	0,44	0,33
15° —	0,44	0,24	0,21
20° —	0,33	0,19	0,14
25° —	0,24	0,15	0,09
30° —	0,19	0,09	0,05
40° —	0,14	0,065	»
50° —	0,11	0,04	»
60° —	0,085	»	»
70° —	0,06	»	»

Cette expérience montre deux particularités intéressantes à noter :

1° Le bleu est mieux perçu un peu en dehors du point de fixation que dans ce point même, fait déjà signalé par plusieurs observateurs [1].

2° Le rouge a été dans ces conditions moins bien distingué que le vert, quoiqu'il soit ordinairement reconnu plus péri-

[1] *Voy.* Nuel, Art. RÉTINE, *loc. cit.*, p. 55.

phériquement dans le champ visuel. Peut-être cela tient-il à la faible étendue, ou, ce qui revient au même, au peu d'intensité de la couleur employée, car on sait que le rouge est mal distingué à un faible éclairage.

4e *Méthode.* — A l'aide de verres colorés introduits dans l'appareil à lumière variable. Éclairage d'un jour uniforme.

Expérience faite sur mon œil gauche (myopie corrigée) placé à 1 mètre de l'appareil.

Le minimum de largeur qu'il fallut donner à la lentille pour produire une surface qui fût reconnue, est donné par les chiffres suivants.

DÉSIGNATION.	BLEU.	ROUGE.	VERT.
	millim.	millim.	millim.
A 0° (point de fixation)...........	1 ½	5—4—4—3	1—1
A 15° en dedans................ ...	2 ½—2	6—5—5	2—2
A 30° en dehors	12	10—10	7—6
A 45° —	13—13	24—19—17	37—40
A 60° —	16	22—22	vu seul[t] comme lumière à 40.
A 75° —	40—40	vu seul[t] comme lumière à 40.	non reconnu.

Une expérience moins complète fut faite dans des conditions de lumière différentes : on diminua fortement la lumière du jour tombant sur l'appareil, en plaçant devant ce dernier sept verres dépolis et deux feuilles de papier blanc.

Voici les résultats pour l'œil droit du Dr Landolt, placé à 1 mètre de l'appareil.

DÉSIGNATION.	BLEU.	VERT.	ROUGE.
	millim.	millim.	millim.
Au centre, il fallait	6—5 ½—5—5	6 ½—6—6	15—15—15
A 45° en dehors...................	6	10	18

Un autre jour, on répéta cette expérience sur mon œil gauche, avec la lumière atténuée de la même façon. Il fallut :

DÉSIGNATION.	BLEU.	VERT.	ROUGE.
	millim.	millim.	millim.
Au centre..........................	13—12—11	5—4,5—5	12—10—6—9
A 45° en dehors....................	non reconnu.	10	47

Dans toutes ces expériences, il est bon de remarquer que l'œil examiné ne connaissait jamais d'avance la couleur qu'on lui présentait.

Un fait qui doit être mis dès maintenant en évidence comme ressortant de ces divers résultats, c'est que les couleurs étaient de mieux en mieux reconnues par la partie examinée de la rétine chaque fois qu'on lui présentait une couleur déjà vue auparavant.

Ainsi, dans les colonnes précédentes, on voit souvent plusieurs chiffres indiqués : ce sont les résultats de plusieurs explorations, par ordre de succession. Or, les premiers chiffres sont toujours les plus élevés, sauf tout au plus deux exceptions bien explicables en ce qu'elles rentrent dans les limites d'erreur de ces sortes d'expériences. Ainsi, un œil reconnaît mieux une couleur quand il l'a déjà vue, et la reconnaît d'autant mieux qu'il l'a déjà vue plus souvent (jusqu'à une certaine limite).

Nous voyons par cette méthode le vert tout aussi bien reconnu que le bleu dans la vision centrale, mais l'étant de moins en moins à la périphérie, jusqu'à ne plus être déjà perçu à moins de 60° (dans les limites de notre appareil), tandis que le bleu était encore distingué à 75° en dehors. Quant au rouge, beaucoup moins bien reconnu par le centre que le bleu et le vert, il était, à la périphérie, mieux vu par moi que le vert et plus mal que le bleu.

Une exception à cette règle que la rétine est très-sensible à la couleur bleue, paraît être la dernière expérience faite sur moi. Mais cette exception n'est qu'apparente, car l'expérience fut faite par un temps couvert et pluvieux, et la lumière s'était dépouillée en grande proportion de ses rayons les plus réfrangibles (bleus et violets) en passant à travers l'atmosphère chargé de vapeur d'eau. Il n'est donc pas étonnant qu'il ait fallu une grande quantité de cette lumière pour produire la même sensation qu'une moindre quantité de lumière plus riche en rayons très-réfrangibles.

En somme, cette méthode confirme les résultats généraux qu'on a pu tirer des trois premières, et elle les complète en donnant surtout pour le centre des résultats plus rigoureux.

5e *Méthode*. — Couleurs spectrales fournies par la lumière Drummond.

Ce spectre n'a pas pu nous donner une assez grande étendue de bleu pur ; nous avons expérimenté avec le rouge, le vert et le violet.

Expérience faite sur l'œil droit du Dr Landolt, placé à 30 centimètres de la couleur. Les chiffres expriment la largeur minimum du champ qu'il fallait donner à la lentille pour que la couleur produite fût reconnue.

DÉSIGNATION.	VERT.	ROUGE.	VIOLET.
	millim.	millim.	millim.
Au centre............	1—1	2—2	moins de 1.
A 30° en dehors.......	10—10—6	11—10—8—6½—7	30
A 60° —	15—15 ½	10—12	non reconnu.
A 90° —	35	35—28	non reconnu.
A 15° en dedans.......	8—6—6—4—4	22—18—18	10—12—8
A 30° —	22—20	35	non reconnu.

On voit ici le violet spectral perçu tout autrement que le bleu; bien distingué au centre, il l'est très-mal à la périphérie.

Le rouge a été le moins bien distingué, à la périphérie comme au centre.

Chaque couleur paraissait d'abord comme une faible teinte gris-bleuâtre, puis le ton bleu se perdait et l'observateur avait alors l'impression d'une lumière généralement incolore, assez vive, quelquefois légèrement jaunâtre. Ensuite venait une phase où l'œil avait l'impression d'une couleur, sans pouvoir la définir. Enfin le ton propre se montrait.

Le même jour, M. Tofano, peintre très-distingué, voulut bien se prêter à l'expérience, dont voici les résultats ;

DÉSIGNATION.	VERT.	ROUGE.	VIOLET.
	millim.	millim.	millim.
Au centre............	2—2	4—4—4	5—5
A 30° en dehors.......	21—21	non perçu-non perçu	d'abord non perçu — puis 35.
A 30° en dedans.......	35—35	35—20	35

On voit que ces résultats diffèrent des précédents sous deux rapports :

La sensibilité est moindre pour les couleurs en général, au centre et à la périphérie ; elle est surtout moindre, mais au centre seulement, pour le violet.

On examina dans une autre expérience mon œil gauche, dans les mêmes conditions :

DÉSIGNATION.	ROUGE.	VERT.	VIOLET.
	millim.	millim.	millim.
Au centre, il fallait....	3-2-1½-2-1¾-1¾	1—1—1	4—4—3
A 30° en dehors.......	maximum non perçu	5—3	maximum non perçu
A 15° en dedans.......	11—6—5—4—5	3—3—2—3—2½—2	11—5—5—7—6—4

Je fis la même remarque que M. Landolt : les couleurs paraissaient d'abord gris bleuâtres, puis blanches avec un éclat assez vif, puis de couleur indéterminée, et présentaient enfin leur ton réel. Elles passèrent toujours par une phase où elles faisaient nettement *une impression de couleur*, mais une impression qu'il était impossible d'analyser, de définir. Le rouge seul, après une phase où il semblait bleuâtre, me donnait assez brusquement son ton naturel.

Ces trois dernières expériences confirment d'abord entièrement le fait sur lequel nous avons déjà insisté : la plus grande sensibilité de l'œil pour une couleur déjà vue.

Elles confirment de plus l'existence de variations individuelles assez grandes dans la perception des couleurs.

Elles confirment enfin l'ensemble des faits précédents, qui nous ont montré le vert mieux distingué que le rouge, sauf vers ses limites périphériques.

En somme, l'ensemble de nos expériences nous montre d'abord que la sensibilité de l'œil aux couleurs est loin de se comporter pour les différentes parties de la rétine comme le fait l'acuité visuelle. M. Landolt l'avait déjà montré dans des expériences qui consistaient à comparer le centre à une partie périphérique, 10° par exemple, sous le double rapport de l'acuité visuelle et de la perception des couleurs. Ayant déterminé pour cette partie la valeur de ces deux fonctions, il diminuait l'éclairage général jusqu'à ce que le centre ait une acuité visuelle égale à celle précédemment déterminée de cette partie excentrique, et trouvait que la sensibilité centrale pour les couleurs était, dans ces conditions, de beaucoup inférieure à celle qu'avait précédemment la partie excentrique [1].

Nous avons vu l'acuité visuelle tomber subitement, en dehors de la vision centrale, au tiers ou au quart de ce qu'elle était pour cette dernière ; nous l'avons vue ensuite diminuer régulièrement avec assez de lenteur, à mesure que l'on s'éloignait davantage vers la périphérie; nous avons pu distinguer deux zones rétiniennes bien distinctes pour la perception des formes, une zone centrale et une zone excentrique, pouvant varier quelquefois indépendamment l'une de l'autre; nous avons vu l'exercice avoir une certaine influence sur cette fonction, mais dans des limites bien déterminées, assez étroites, et toujours bien différentes pour la zone centrale et pour la zone excentrique. Nous avons essayé de montrer que ces degrés différents d'une même fonction tenaient pour beaucoup à une différence de structure dans la rétine.

Nous verrons la sensibilité chromatique varier d'une manière tout autre, c'est-à-dire diminuer avec lenteur et régularité du centre à la périphérie de la rétine, sans offrir en aucun point de chute subite. Nous la retrouverons intacte, quoique sensiblement affaiblie, aux dernières limites du champ visuel, et nous ne pourrons pas distinguer plusieurs zones rétiniennes différant essentiellement sous le rapport de cette sensibilité. Enfin nous verrons l'exercice avoir sur elle une influence capitale, capable de la perfectionner à un très-haut degré et dans des limites très-larges.

Mais nous devons maintenant nous demander à quoi tient cet affaiblissement progressif de la sensibilité chromatique à

[1] *Comptes rendus de la Société de biologie*, 1877, séance du 15 mars.

mesure que l'on examine des parties de la rétine plus périphériques. On pourrait, selon nous, attribuer à deux causes cet affaiblissement.

D'une part, nous avons vu, au début de ce travail, que les parties périphériques de la rétine étaient de moins en moins éclairées, quoique n'offrant pas sous ce rapport des différences très-considérables. D'autre part, nous avons remarqué qu'il fallait, pour éveiller la sensibilité de ces parties périphériques, des couleurs de plus en plus intenses. On peut donc admettre *jusqu'à un certain point* la réalité de cette cause d'affaiblissement résultant d'un défaut d'éclairage. Ce qui nous confirmerait dans cette idée, c'est le fait suivant :

Nous avons démontré précédemment que plus la pupille était étroite, plus les diverses parties de la rétine étaient inégalement éclairées et moins la périphérie recevait de lumière par rapport au centre ; que, plus la pupille était large, plus l'éclairage des parties périphériques se rapprochait de celui des parties centrales. Donc les substances qui rétrécissent la pupille doivent diminuer la sensibilité chromatique de la périphérie ; et c'est précisément ce que nous avons observé dans plusieurs expériences faites à l'aide de l'ésérine. En instillant une goutte d'une solution d'ésérine dans mon œil gauche, et examinant le champ visuel après le rétrécissement de la pupille produit par cet agent, j'ai trouvé que le champ visuel avait diminué d'étendue pour chaque couleur, surtout pour le bleu, un peu moins pour le vert, faiblement pour le rouge. La sensibilité centrale s'était elle-même affaiblie à cause de la suppression d'un certain nombre des rayons lumineux passant par la pupille, mais cet affaiblissement était beaucoup moindre que pour la périphérie. Le champ visuel général restait le même.

J'ai pu m'assurer, d'autre part, de la même manière que pendant la forte dilatation pupillaire produite par l'atropine, le champ visuel des couleurs s'élargissait de 2 à 8 degrés suivant les méridiens et suivant les couleurs.

Mais en tout cas la différence qui existe entre la perception périphérique des couleurs dans la contraction extrême et dans la dilatation maximum de la pupille n'est pas tellement considérable qu'elle suffise pour résoudre la question qui nous occupe; et si la diminution de l'éclairage qui se produit aux parties périphériques de la rétine paraît pouvoir modifier dans une certaine mesure la sensibilité de ces parties pour les couleurs, elle ne peut le faire que *dans des limites assez étroites*, et ce ne saurait être là la cause essentielle de l'affaiblissement manifeste que subit cette sensibilité à mesure qu'on s'éloigne du centre.

En premier lieu, en effet, nous avons montré que dans l'état de dilatation maximum de la pupille, les parties périphériques recevaient presque autant de lumière que le centre; or dans cet état, il existe à peu près les mêmes différences entre la sensibilité chromatique des diverses parties rétiniennes.

En second lieu, nous n'avons qu'à comparer l'impression que produisent sur nous les couleurs à un éclairage très-diminué, avec celles que nous donnent les mêmes couleurs à la périphérie du champ visuel. Or, les couleurs, à l'éclairage diminué, nous paraissent les unes fortement mélangées de noir, comme le rouge, qui nous semble alors brun, les autres très-mélangées de blanc, comme le bleu. Le jaune est alors la première couleur qui soit reconnue, puis vient le vert; le bleu et le rouge ne sont distingués que plus tard. Au contraire le bleu est la première couleur que distingue la périphérie, et il nous paraît alors à peu près aussi saturé qu'au centre; le vert, au contraire, n'est distingué qu'en dernier lieu, et il nous paraît d'abord jaunâtre ou bleuâtre suivant sa nuance; quant au rouge, loin de paraître plus sombre, il semble au contraire beaucoup moins saturé, c'est-à-dire plus blanchâtre, ou plutôt plus jaunâtre que pour le centre.

On voit que cette explication des modifications de la sensibilité chromatique à la périphérie rétinienne ne saurait nous suffire, nous devons en chercher une autre.

Si nous nous rapportons à certains faits que nous avons signalés dans nos expériences, nous verrons que la première impression que nous donne la présence d'un certain minimum de couleur dans une partie excentrique du champ visuel est une impression lumineuse simple; nous disons : c'est une lumière. Peu à peu, la proportion de la couleur augmentant, nous sentons la présence d'une couleur dans le champ visuel, mais nous ne pouvons définir notre impression; la lumière colorée a été analysée par la rétine, mais ce qui nous paraît manquer, c'est l'analyse correspondante faite par le cerveau, de l'impression rétinienne qui lui est transmise. Cela dure un certain temps, pendant lequel le cerveau veut deviner ce qu'il sent, mais il n'a pas l'éducation nécessaire pour cela, ses sensations sont incertaines et vagues, jusqu'à ce que l'excitation ait atteint un certain maximum pour lequel nous définissons nettement notre impression. Cela est la traduction pure et simple de ce fait sur lequel nous avons cru devoir insister parce qu'il nous a semblé capital : une impression chromatique produite à la périphérie de la rétine passe toujours par les trois phases suivantes :

Impression lumineuse simple,
Impression chromatique indéterminée,
Distinction de la couleur vraie.

Nous avons déjà étudié en détail la troisième de ces phases. La seconde est toujours plus ou moins variable. Quant à la première, voici les faits intéressants que nous avons découverts à son sujet :

D'abord, *toutes les couleurs pigmentaires sont reconnues comme objets lumineux, dans le champ visuel, aux mêmes limites que des objets gris de même étendue.*

De plus, nous avons pu constater dans plusieurs expériences faites sur M. le docteur Landolt et sur nous-même, que *la quantité d'une lumière chromatique (couleurs spectrales) nécessaire pour produire une impression purement lumineuse était la même dans la vision indirecte que dans la vision centrale.* (Il faut pour cela un peu plus de violet que de vert, et encore plus de rouge.) Ces faits, observés d'une manière constante, différencient nettement les sensations lumineuses des sensations chromatiques. Une lumière quelconque, simple ou composée, chromatique ou autre, produit tout d'abord sur la rétine une impression lumineuse simple, *partout la même*, l'impression chromatique ne vient qu'après, et n'est jamais identique.

L'impression lumineuse est une; c'est l'excitation simple du nerf optique; elle n'a pas besoin d'une analyse préalable pour être sentie par le cerveau; c'est ce qui explique que tous les points de la rétine soient excités par le même minimum de lumière. Mais toute sensation de couleur nous paraît avoir deux termes : l'un consistant dans une analyse spéciale faite par la rétine, l'autre dans une analyse correspondante faite par le cerveau; or, l'analyse rétinienne pourra être partout la même si les éléments dans lesquels elle s'opère sont identiques dans les différentes parties de la rétine. Quant à l'analyse cérébrale, elle se fera plus ou moins facilement, comme toutes les fonctions du cerveau, selon que la partie correspondante aura été plus ou moins exercée. Or, quelles sont, dans l'appareil visuel, les parties qui sont le plus exercées? Ce sont évidemment celles qui correspondent aux parties centrales de la rétine; aussi n'observe-t-on pour ainsi dire pas pour elles cette phase intermédiaire d'une sensation chromatique indéterminée ; l'impression du ton vrai de chaque couleur succède de près à l'impression de lumière que cette couleur commence par produire. Plus on s'éloigne de la macula, et moins les parties correspondantes de l'appareil visuel auront subi l'éducation particulière consistant à *se rendre compte* de la couleur des images qui les excitent; moins aussi sera vive leur sensibilité pour les couleurs.

En un mot, pour définir une sensation chromatique, il faut une certaine éducation de la partie du cerveau qui entre en activité. Cette éducation est le plus avancée pour le centre; et encore, combien varie-t-elle avec les individus! Un paysan saura à peine nommer et définir les couleurs même très-simples qui lui seront présentées. Un homme du monde les définira déjà mieux, mais généralement moins bien qu'un peintre; quant à ce dernier, il analysera plus ou moins bien ses sensations chromatiques, selon qu'il sera plus ou moins coloriste, mais peut-être ne sera-t-il pas encore aussi habile sous ce rapport que l'ouvrier en tapisserie dont l'occupation quotidienne est de choisir et de classer les couleurs.

Il est très-instructif de lire à ce propos les intéressantes recherches qu'a faites M. L. Geiger sur l'évolution historique des diverses sensations colorées [1] : « Cet auteur a trouvé,

[1] L. Geiger, *Zur Entwickelungsgesichte der Menschheit*, Stuttgard, 1871.

dit M. Nuel, que dans la succession des siècles on n'a distingué que peu à peu entre les différentes couleurs. Blanc et noir sont les premières différences qu'on remarqua ; puis on distingua le jaune, plus tard encore le vert. Une dénomination à part pour le bleu ne se trouve que très-tard, car Homère ne le mentionne pas. Le mot κυανος, usité dans les temps classiques de la Grèce, désigne toutes les nuances du bleu jusqu'au gris et au noir. Les langues romanes n'ont pas de mot latin pour *bleu*, mais *bleu* dérive de l'allemand , *bliavo* de *blau*. Les mots pour désigner le bleu s'appliquaient primitivement au vert et au noir. Les couleurs de l'arc-en-ciel sont, d'après Xénophane, pourpre, rougeâtre, jaunâtre ; d'après Aristote, rouge, jaune et vert [1]. » Or, ce qui s'est modifié depuis les premiers temps historiques, ce n'est très-probablement pas la structure de la rétine, mais bien l'expérience de plus en plus accumulée des générations successives [2].

Si l'éducation a autant d'influence sur le développement de la sensibilité chromatique dans la vision directe, et si les individus les moins bien doués sous ce rapport sont précisément les moins exercés, la même cause se présente naturellement à l'esprit quand il s'agit d'expliquer l'imperfection relative de la vision chromatique indirecte. Les parties du champ visuel auxquelles nous appliquons le plus notre attention sont évidemment, après le point que nous fixons, les parties les plus voisines, et, plus un objet est éloigné du point précis que nous regardons, moins est grande l'attention qu'il nous impose. Or, qu'on se reporte à l'ensemble des résultats que nous avons exposés précédemment, nous ver-

1 Nuel, art. RÉTINE, *loc. cit.*, p. 58.

2 Il est vrai de dire que les faits indiqués par Geiger ne sont pas interprétés par tous les savants de la même façon : M. Javal, notamment, y voit une simple insuffisance du langage à exprimer des sensations réellement distincts. Nous pensons cependant qu'ils ont une certaine valeur, car toute idée nouvelle amène bien vite un mot nouveau, et le développement du langage suit de près le développement des idées. — On consultera avec intérêt sur le même sujet un ouvrage récent de M. Hugo Magnus (Die Gesichtliche Entwickelung des Farbensinnes, Leipzig, 1877), ouvrage dans lequel l'auteur, indépendamment de vues théoriques très-discutables, apporte un grand nombre de faits à l'appui de l'opinion de Geiger.

rons que la sensibilité chromatique diminue elle-même très-uniformément depuis la macula jusqu'aux parties périphériques de la rétine, de sorte que les parties les moins sensibles sont aussi les moins exercées ; et non-seulement les moins exercées par nous, mais surtout par nos ascendants, de sorte que nous ne pourrions pas leur donner toute l'éducation qu'a reçue la vision centrale. Y a-t-il là un rapport de cause à effet ? C'est ce qui nous paraîtra infiniment vraisemblable si l'on se rappelle ce que nous avons remarqué plus haut à mainte reprise, que la sensibilité chromatique des parties excentriques de la rétine était, peut-être mieux encore que celle de la macula, susceptible d'être accrue sensiblement par l'exercice. En somme, à notre point de vue, les sensations de couleurs paraissent dépendre de deux fonctions corrélatives, l'une rétinienne, l'autre cérébrale. La fonction rétinienne est-elle moins développée dans un point que dans un autre ? c'est ce qu'il nous est impossible de dire d'une manière certaine ; quant à la fonction cérébrale, elle diffère suivant le plus ou moins d'expérience des diverses parties centrales dont le rôle est d'analyser la nature des impressions visuelles qu'elles reçoivent.

Nous n'avons pas parlé jusqu'ici des diverses théories mises en avant pour expliquer la production des sensations chromatiques. On sait que les deux plus récentes sont celle de Young-Helmholtz qui admet trois ordres de fibres nerveuses conductrices, correspondant au rouge, au vert et au violet[1], et celle de Hering[2] qui distingue dans l'appareil optique trois substances distinctes, modifiables à différents degrés par la lumière, l'une correspondant aux sensations antagonistes du noir et du blanc, une autre correspondant au rouge et au vert, la dernière au jaune et au bleu. Nous ne nous sommes pas proposé de juger ces théories, nous n'avons pas pour cela des faits suffisants ; cependant nos expériences semblent donner raison à Hering sous un rapport, en nous montrant que les

[1] V. Helmholtz, *Optique physiologique*.

[2] Hering, *Comptes rendus de l'Académie de Vienne*, 1872-74.

Voir Nuel, Analyse des travaux de Hering, in *Annales d'ocul.*, 1876, t. II, p. 54.

sensations de couleur et les sensations purement lumineuses sont certainement deux choses distinctes, puisque chaque couleur produit d'abord une sensation lumineuse simple, constante, et qu'il lui faut toujours une intensité plus grande pour éveiller la sensibilité chromatique. Il n'était pas sans intérêt d'obtenir la preuve expérimentale de cette distinction.

Quant à la question de savoir dans quels éléments de la rétine s'opère l'analyse des impressions chromatiques, nos recherches ne permettent pas de la résoudre. L'anatomie comparée nous montre, il est vrai, les oiseaux et les mammifères nocturnes privés de *cônes ;* de ce fait on a voulu conclure que ces éléments correspondaient aux impressions chromatiques, dont ces animaux semblent privés. On a constaté de plus, chez les oiseaux diurnes, très-sensibles aux couleurs voyantes, une grande richesse en cônes, et la présence à la base de ces éléments, de diverses boules colorées susceptibles d'arrêter au passage les rayons d'une certaine réfrangibilité. Mais ces deux faits ne nous paraissent pas constituer une base suffisante pour édifier une localisation fonctionnelle de cette importance. D'ailleurs, si les cônes étaient les éléments sensibles aux couleurs, il nous semble que leur abondance dans la macula devrait établir une différence considérable entre la sensibilité chromatique de cette partie et celle du reste de la rétine. Or, nous avons vu qu'il n'en est pas ainsi, et que cette sensibilité n'est pas spécialement une fonction centrale, mais une fonction de la rétine en général, aussi bien que la sensibilité lumineuse[1].

D'autre part, nous avons fait une expérience bien simple, qui nous prouve que les éléments impressionnables par les couleurs ne sont pas situés dans les couches postérieures de la rétine ; en effet, si l'on cherche à répéter avec un éclairage monochromatique l'expérience de H. Müller, qui consiste à déplacer, par l'incidence oblique de la lumière, l'ombre portée des vaisseaux sur les couches postérieures de la rétine, on

[1] Depuis la découverte de Boll, on a d'ailleurs une idée différente de la fonction des boules colorées contenues à la base des cônes des oiseaux ; l'analyse de leur matière colorante comparée à celle du rouge des bâtonnets a montré que ces petits corps n'étaient que des réservoirs plus ou moins remplis de cette dernière substance, qu'ils servent probablement à régénérer.

n'obtient *plus du tout* le bel arbre vasculaire qui se montre avec la lumière blanche. Cette simple expérience nous prouve qu'il faut chercher ailleurs que dans les cônes ou les bâtonnets les éléments rétiniens qui sont le point de départ des sensations de couleur.

Devons-nous les chercher dans les couches antérieures, composées des grosses cellules nerveuses et des fibres optiques? Ce n'est pas vraisemblable; car autrement nous devrions observer dans la vision centrale, comme nous l'avons vu pour l'acuité visuelle, un développement exagéré de la sensibilité chromatique, ce qui ne correspond pas aux faits que nous avons constatés. Nous pourrions pousser plus loin notre induction, et dire que les éléments des couches moyennes de la rétine (couche des grains) sont alors les éléments impressionnables par les couleurs ; mais on comprend que nous n'insistions pas sur une telle hypothèse, née seulement de l'exclusion des autres.

XI

Nous sommes loin d'avoir épuisé tous les côtés de la physiologie de la rétine, car nous n'avons abordé ni les faits d'excitation mécanique ou électrique de cette membrane, ni les phénomènes de fatigue, ni les images consécutives, le contraste simultané ou successif, qui ont fourni à Hering dans ces derniers temps le sujet de si belles études.

Nous croyons simplement avoir précisé dans une certaine mesure le rôle des divers points de la rétine dans la vision, en montrant, entre autres choses :

1° Que toutes les parties de la rétine sont susceptibles d'être également impressionnées par la lumière.

2° Que la sensation de lumière a bien pour point de départ une modification produite dans les éléments de la membrane de Jacob, cônes et bâtonnets.

3° Que l'acuité visuelle ne dépend de la rétine que par le degré d'indépendance fonctionnelle que possèdent les éléments photestésiques dans les divers points de cette membrane.

4° Que ces éléments, bien isolés dans la macula, le deviennent beaucoup moins dès les limites de cette partie et sont d'autant moins indépendants qu'ils sont plus éloignés du centre, ce qui correspond à l'imperfection énorme de la vision indirecte.

5° Que les sensations lumineuses simples, partout identiques à elles-mêmes, sont distinctes des sensations chromatiques, et qu'elles sont toujours plus faciles à faire naître que ces dernières, puisqu'il suffit pour cela d'une moindre excitation et d'une *lumière quelconque*.

6° Que les sensations de couleurs ont deux termes corrélatifs : l'un qui consiste dans une analyse des impressions lumineuses s'opérant probablement dans les couches moyennes de la rétine ; l'autre qui paraît consister en une élaboration secondaire faite par des parties correspondantes du cerveau, et qui n'atteint dans chacune d'elles son maximum de développement que par une longue éducation.

Clichy. — Imprimerie Paul Dupont, rue du Bac-d'Asnières, 12. (1548, 11-7.)

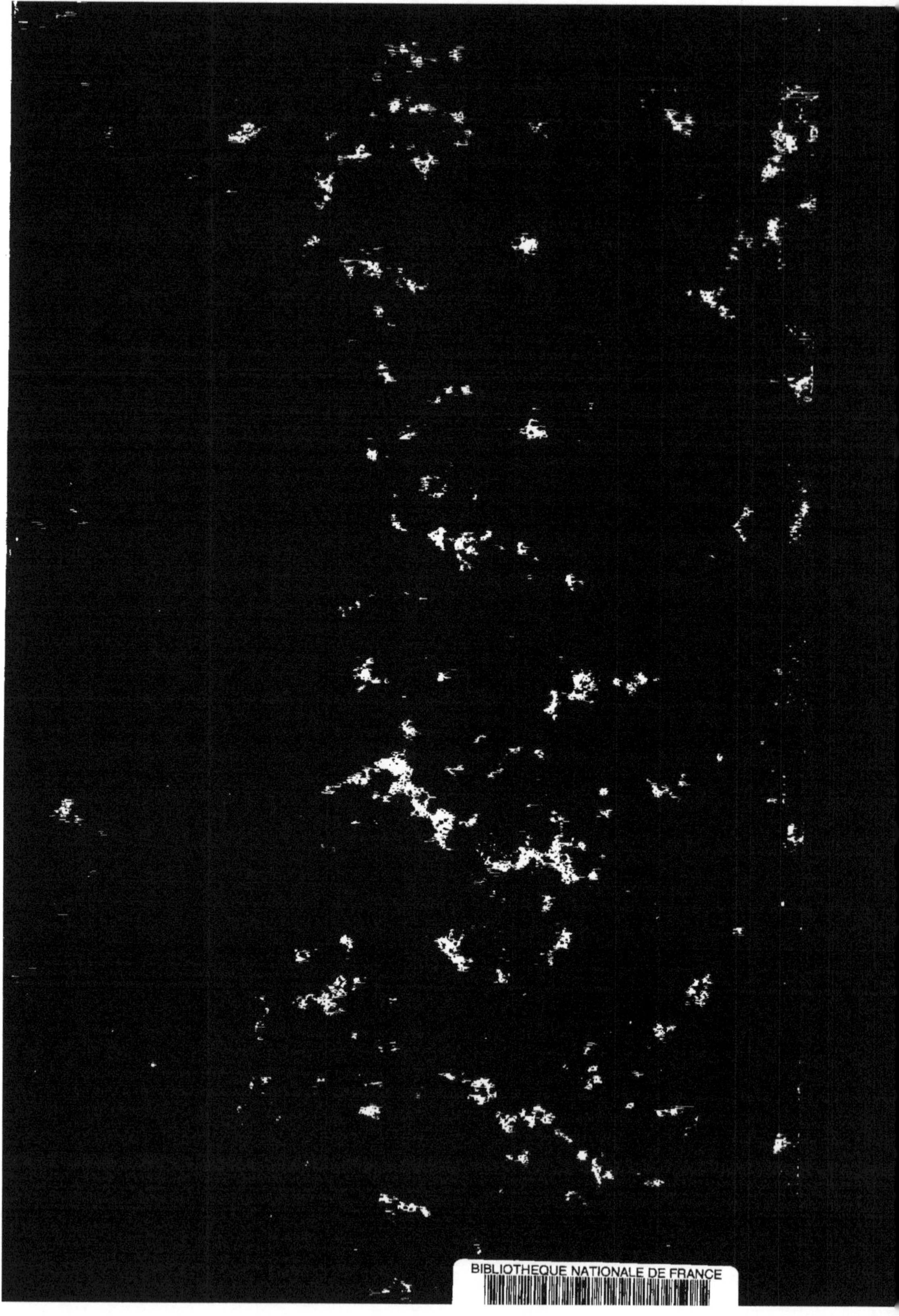

www.ingramcontent.com/pod-product-compliance
Ingram Content Group UK Ltd.
Pitfield, Milton Keynes, MK11 3LW, UK
UKHW020347250726
13967UKWH00005B/2153

9 782012 979260